なぜ新型コロナの後遺症は「活性状態の水素」で改善するのか

医療ライター
谷垣吉彦

はじめに

新型コロナウイルス感染症（COVID-19）の後遺症に苦しむ人が後を絶ちません。

感染者の経過を追跡した調査によると、感染した人の約半数が、体内からウイルスが消えた後も、さまざまな症状を訴えていることが明らかになりました。

心配なことに、後遺症については子供も例外ではありません。イギリスやイタリアで行われた調査では、感染した子供のうち、半数近くに長く残る症状が現れたと報告されています。

後遺症の症状は、人によってさまざまです。

「呼吸が苦しい」

「少し動くとすぐに息が切れる」

「倦怠感がひどく、仕事や家事ができない」

「咳が止まらない」

「味やニオイがわからない」……等。

他の病気では珍しい「髪の毛がどんどん抜けてしまう」といった症状が見られるのも特徴です。

しかも、重症化例や死亡例が高齢者に偏っているのに対し、後遺症は30代や20代の若者にも多く見られます。働き盛り、遊び盛りで、本来なら毎日を目一杯楽しみたい年代の人たちが後遺症を抱えることになったら、人生はひどく暗いものになるでしょう。

子供の場合には記憶障害による成績の低下といったトラブルも報告されているので、後遺症は人生に関わる問題でもあるのです。

さらに悪いことに、後遺症の原因や治療法は、まだほとんど研究が進んでいません。2019年に発生したばかりのまだ新しいウイルスなので、ヒトの体に与える影響は依然としてわからないことだらけです。

後遺症についてもなぜ起きるのか、どうすれば治せるのか、といったいちばん大切なことが解明されていません。

新型コロナウイルス（SARS-CoV-2）に感染したら、重症化したり、後遺症が出たりしないよう、祈ることくらいしかできません。運悪く後遺症が出てしまったら、対症療法をするのがせいぜいです。

後遺症が長引くのはまさに、そのせいでもあります。

治療薬も治療法もないまま、少しでも早く軽減されるよう、耐えるしかありません。息苦しさや倦怠感、咳や脱毛といった問題を抱えて楽になるのをひたすら待つだけの日々は、とても辛いものがあります。

そんな新型コロナウイルス感染症（COVID-19）の後遺症について、実は一つの解決策が見つかりました。２０２０年の秋にロシアのモスクワ大学が中心となって、ある物質の効果を調べる臨床試験が行われ、特定の物質を呼吸とともに吸入することで、新型コロナウイルス感染症（COVID-19）の後遺症が大幅に軽減されることがわかったのです。

その特定の物質こそ、本書で取り上げる「活性状態の水素（Active Formed Hydrogen：以降、ＡＦＨ）」です。

中学校で習ったと思いますが、水素分子の化学式は「H_2」です。一方、ＡＦＨは「Ｈ（H_2O）ｍ」という化学式で示されます。かなり複雑なので知っているという人は、ほとんどいないのではないでしょうか。

一般的な水素――水素分子については、健康にいいことが知られています。パック入りの水素水がコンビニ等でも売られていますから、健康情報に少し詳しい人なら「老化や病気の原因である活性酸素を抑えるらしい」といった知識を持っているかもしれません。

ＡＦＨはそういった一般的な水素とは似て非なる物質です。

では、いったいどんな物質なのでしょうか？

詳しくは本編で解説しますが、一般的な水素よりも活性が高く、人体にはたらきかける力がとても強い物質とされています。

筆者である私は、医療ライターとして医療を中心にさまざまな情報を伝えてきました。「情報は現場で掘り起こすもの」をモットーに、日々、医師や研究者をはじめとした医療関係者へのヒアリングを行っています。

現場で医師や研究者から生の声を聞くと、マスメディアやネットでは触れられていないない、レアな情報にときどき出合います。

本書で紹介するＡＦＨはまさに、そんな稀少な情報の一つです。

最初はライターとして偶然知ることとなりましたが、信じがたいほどの健康改善作用がありながら、研究者の間でもまだほとんど知られていないことに惹かれ、これまで5年にわたり関係者に取材を重ねてきました。

幸いなことに、ＡＦＨについて国内で唯一の知見を持つ研究者の方や、海外の最新研究について知るところとなり、今では世界でも数少ないＡＦＨの専門家であると自負しています。

そんな私にとって、新型コロナウイルス感染症（COVID-19）に対してＡＦＨが効果的に作用することが明示されたのは、たいへんな驚きでした。世界中がまだまだコロナ禍に苦しむ中で、世界的に権威のある研究者が緻密な研究を行い、ＡＦＨに新型コロナウイルス感染症（COVID-19）の後遺症を軽減する効果があることを報告したのです。

今後は、新型コロナウイルス感染症（COVID-19）対策を含めた健康効果が、広く世の中に知られ、たくさんの人が利用する時代がやってくることを期待せずにはいられません。

本書では、ＡＦＨのはたらきや新型コロナウイルス感染症（COVID-19）に対する効果、さらには人の健康にどう役立つのか、といった事柄をわかりやすくお伝えしていきます。

「どんな効果があるの？」

「どうやって体に取り込めばいいの？」

「効果はちゃんと立証されているの？」……等。

この本を手にとってくださったみなさんの頭の中には、たくさんの疑問が浮かんでいると思います。

本書では、みなさんのそんな疑問に一つ一つお答えするために、難しくなりがちな医学の話をどなたでも理解できるよう、図表を入れてできるだけ簡単な用語を使って解説していきます。新型コロナウイルス感染症（COVID-19）について、あるいは健康について不安や関心がある方はぜひ、最後まで読んでいただきたいと思います。

あなたやあなたの家族が新型コロナウイルス感染症（COVID-19）の後遺症を含め、深刻な病気や治りにくい病気になったときに高い確率で役立つはずだ、と私は確信しています。

本書により、一人でも多くの方が病気の不安や苦しみから解放されることを願ってやみません。

目次

第3章

日常生活に大きな障害。回復後も続く後遺症

第4章 重症化と後遺症を避ければ、新型コロナウイルス感染症（COVID-19）は「ただの風邪」になる

第5章

新型コロナウイルス感染症（COVID-19）後遺症改善のカギは活性酸素の無毒化にある

第6章

呼吸器学の世界的権威が立証。ＡＦＨで重症化・後遺症を防げる

第1章

新型コロナウイルス感染症（COVID-19）で一変した私たちの生活

患者数2億人超、死者数400万人超。自粛とマスクで暮らしは一変

２０１９年の前半まで、日本はインバウンド景気にわき、街には多くの外国人観光客があふれていました。

翌２０２０年に開催される東京五輪を目前に控え、景気は右肩上がり。働き手を求めて、賃金の相場もどんどん上がっていたのです。

ところが、そんな国内の暮らしは一変しています。

言うまでもなく、新型コロナウイルス感染症（COVID-19）が蔓延《まんえん》しているためです。

世界中に広まってしまった新型コロナウイルス感染症（COVID-19）の猛威はすさまじく、感染した人は全世界で約2億人にのぼりました。ＷＨＯ（世界保健機関）がウイルスの存在を認めてからわずか2年ほどで、地球上に暮らす人の約40人に１人が感染したことになります。

感染により死亡した人は、全世界で４００万人を超えました（原稿執筆時点）。東京都の人口の約３分の１に相当する人口が、たった1年のうちに新型コロナウイルス感染症

（COVID-19）で命を失ったのです。

日本は世界の国々と比べ、感染者数、死亡者数ともに低く抑えているほうですが、それでも感染者数は172万人、死亡者数は1万8000人あまりとなっています（2021年11月15日時点）。

毎年インフルエンザで亡くなる人は3000人程度なので、1年あたりの死亡者数は2・5倍以上です。さらに言うと、国民の多くがマスクの着用や手洗い、消毒、3密の回避といった対策を必死にとっている中での死者数なので、インフルエンザに比べると、かなり恐ろしい病気だといえます。

そんな新型コロナウイルス（SARS-CoV-2）が広まってしまったせいで、私たちの暮らしは一変しました。

不要不急の外出を控えるよう求められているため、友だちや離れて暮らす家族ともなかなか会うことができません。

「実家から帰ってくるなと言われた」といった声がお盆や年末にはあちらこちらで聞こえてきました。

子供が都会で働いたり大学に通ったりしている親にとって、帰省は年に何度とない大きな楽しみでしょう。新型コロナウイルス感染症（COVID-19）によってそんな大切な絆が失われているのです。

外食や飲み会、といった交流の機会も激減し、コンサートやスポーツイベントなども中止になったり、大幅に規模を縮小したりしています。

外出時にはマスクをするのが当たり前――というより、もはや他人と接触する場所では義務になりました。

ワクチン接種の効果が期待されていますが、社会が安全になる兆しはなかなか見えてきません。日々の生活はコロナ以前に比べ、一気に危険で不便なものになっているのです。

2019年に武漢で確認。たった数カ月で世界中に蔓延

新型コロナウイルス（SARS-CoV-2）の感染が最初に広がったのは、中国の武漢だといわれています（中国政府はこれを否定）。

その後、世界中に感染が広がったのはよく知られているとおりです。日本でも石垣島や小笠原諸島などの離島に至るまで、全国津々浦々に感染が広がっています。

図表1－1　新型コロナウイルス感染症(COVID-19)をめぐる世の中の動き

2019年	12月	中国で初めて新型コロナウイルス感染症(COVID-19)の患者が確認される。
2020年	1月 6日	厚生労働省が「中国の武漢で原因不明の肺炎が流行している」という注意情報を発信。
	15日	国内で初めて、新型コロナウイルス感染症(COVID-19)の患者が確認される。
	30日	WHOが「中国以外の国で感染が拡大する恐れがある」として国際的な緊急事態だと宣言。
	2月 3日	乗客の感染が確認されたクルーズ船「ダイヤモンド・プリンセス号」が横浜港に入港。
	27日	安倍首相が全国の小中高校を臨時休校にすると発表。
	3月24日	東京五輪を1年程度延期することが決まる。
	4月 7日	東京都や大阪府など7都府県に緊急事態宣言が発出される。
	16日	政府は緊急事態宣言の対象を全国に拡大し、うち13都道府県を「特定警戒都道府県」に指定。
	5月25日	段階的に解除されてきた緊急事態宣言が全国で解除される。
	6月29日	全世界の死者数が50万人を上回る。
	7月 9日	国内の新規感染者数が1日あたり400人を超える。
	10月14日	ヨーロッパでの感染者急増を受け、フランスが非常事態宣言を発出。
	12月12日	国内で病床のひっ迫が深刻化。東京都や大阪府など5都道府県で医療の提供体制が不全に陥る恐れあり、とされる「ステージ4」に。
2021年	1月 7日	菅首相が1都3県に緊急事態宣言を発出。
	17日	80代のコロナ患者が入院先を見つけられなかったことから、自宅療養中に死亡。
	22日	東京都で変異株に感染している患者が発見される。
	27日	全世界の感染者数が累計1億人を超える。
	2月 3日	新型コロナ特措法が参議院で可決され成立。
	14日	ファイザー社(アメリカ)製のワクチンが国内で初めて認証される。
	4月12日	高齢者へのワクチン接種が始まる。
	23日	3回目の緊急事態宣言が4都府県に発出される。
	7月 8日	東京都に4回目の緊急事態宣言を発出。

コロナ禍の規模や速度が実感できるよう、主な出来事を図表1－1にまとめました。

人、モノ……動きが止まった世界と国内

新型コロナウイルス感染症（COVID-19）の影響でもっとも大きいのは、人やモノの移動が止まってしまったことでしょう。

コロナ禍以前、「世界は狭くなった」といわれていました。ある国でつくった部品や材料を使って別の国で製品をつくるといった経済活動や、観光旅行などが盛んになったり、LCCなど安価な航空便も急増したことで、国境を越えた移動がとても簡単になったためです。

コロナ禍で、そんな世界の様子はガラリと変わってしまいました。

人が移動することで感染がどんどん拡大してしまうので、世界各地で出入国の制限や、国内での移動の制限などが行われたのです。

その影響をまともに受けたのが各航空会社でした。全世界で2020年に飛行機に乗った旅客の数は18億人にとどまりました。前年の45億人から実に6割も減ってしまったこと

になります。

もちろん、電車での移動も激減しました。日本国内では、不要不急の外出を自粛するよう求める声が高まったことから、たとえばお盆の時期の鉄道利用者は前年比で76％も減少しています。

仕事もリモートワークに切り替える企業が増えており、通勤客も大幅に減少しています。

社会を支える人やモノの動きが止まってしまったのです。

第2章

世界を混乱に陥れた新型コロナウイルス（SARS-CoV-2）の正体とは

世界中で猛威を振るう恐ろしいウイルスの特徴とは

新型コロナウイルス（SARS-CoV-2）が世界中に広がって以来、テレビもネットも新聞も「コロナ」という言葉で埋め尽くされている気がします。

今や知らない人が誰もいないほどですが、そもそも「コロナウイルス」とはどのようなものなのか、正しく理解している人は意外に少ない気がします。

コロナウイルスは特定のウイルスの名前ではありません。特別な形や性質を持つウイルスの総称で、これまでに50種類以上が発見されています。

このうち、人に感染するのは今、問題になっている新型コロナウイルス（SARS-CoV-2）を含めて7種類です。うち4種類は感染すると風邪の症状を引き起こします。

あとの2種類は重い症状が現れ、致死率が高い病気――SARS[1]とMERS[2]を引き起こすウイルスです。新型コロナウイルスにはこれら2種類に比べ、致死率は低いものの感染を広げるはたらきが強い、という特徴があります。

コロナウイルスは図表2－1のように、丸い玉の表面にたくさんのトゲ（スパイク）が

図表2−1　新型コロナウイルス(SARS-CoV-2)の主な特徴

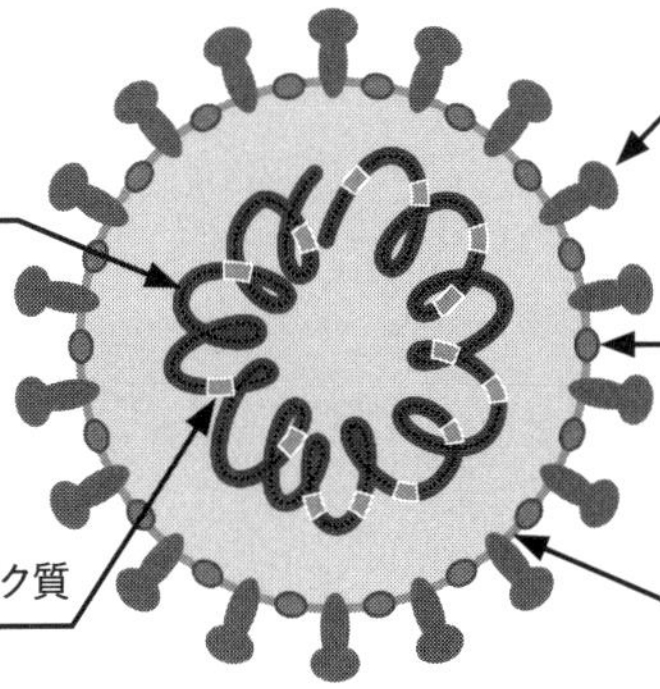

突き出た形をしています。その形が王冠(ギリシャ語でコロナ)や太陽の光冠(コロナ)に似ていることから、その名で呼ばれるようになったのです。

ウイルスの分類は複数ありますが、代表的なのが「エンベロープの有無」と「DNAタイプかRNAタイプか」という分け方です。

ウイルスは通常、遺伝情報を蓄えているDNAもしくはRNAをタンパク質の殻《から》で包む構造になっています。ウイルスの中にはさらに、その外側を包む「エンベロープ」と呼ばれる膜を持っているものがあります。

「エンベロープ」とは脂質でできた膜のこ

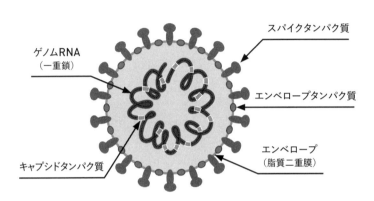

とで、これを持つウイルスは脂質を分解する成分で消毒できます。アルコールや界面活性剤が含まれる洗剤を使うと油汚れが落ちるのと同じく、脂質の膜を分解してウイルスを不活性化（活動できないように）できるのです。コロナウイルスにはこの「エンベロープ」があります。そのため、アルコール消毒液が有効なのです。

感染すると吐き気や腹痛を発症するノロウイルスには「エンベロープ」がないため、アルコール消毒はほとんど効きません。ノロウイルスの消毒に塩素系の薬を使うのはそのためです。

「DNAタイプかRNAタイプか」は、遺伝情報を何に蓄えるのか、という違いを意味します。遺伝情報はいわば、生物の設計図のようなものです。

ヒトなどの高等な生物は、体をつくるための設計図を細胞の中にあるDNAに蓄えています。壊れにくく安定性が高いのがDNAの特徴です。

ウイルスの中にもこのDNAに遺伝子情報を蓄えているものがあります。水痘《すいとう》（水ぼうそう）を起こすヘルペスウイルスや天然痘《てんねんとう》ウイルスなどがその代表です。

一方、設計図をRNAに蓄えるという方法もあります。RNAはDNAに比べて安定性が低いので、しばしばコピーミスが起きます。そのため、短期間でかなり大幅に変異するのがRNAタイプの特徴です。インフルエンザウイルスはRNAタイプで、コロナウイルスもこのタイプです。

中国で確認されてから1年ほどの間に、イギリス型（アルファ株）や南アフリカ型（ベータ株）、ブラジル型（ガンマ株）、インド型（デルタ株）など、かなり性質の違う変異型が次々に現れたのは、新型コロナウイルス（SARS-CoV-2）がRNAタイプだからなのです。

1　**SARS**：重症急性呼吸器症候群（Severe Acute Respiratory Syndrome）
2002年に中国で確認された感染症。もともとウイルスを持っていたのはコウモリだとされている。

2　**MERS**：中東呼吸器症候群（Middle East Respiratory Syndrome）
2012年、主に中東地域で確認された感染症。もともとウイルスを持っていたのはヒトコブラクダだといわれている。

肺だけにとどまらない。全身のあらゆる細胞に感染する

新型コロナウイルス感染症（COVID-19）が広がり始めた当初、「肺炎を起こすウイル

ス」と呼ばれました。よくあるのは発熱や空咳《からせき》、倦怠感といった風邪に近い症状です。

詳しくは後に解説しますが、多くのウイルスは感染する細胞を選びます。たとえば、ノロウイルスであれば、胃腸の粘膜細胞には感染しますが、気管など呼吸器の細胞に感染することはほとんどありません。

新型コロナウイルス（SARS-CoV-2）もインフルエンザウイルスなどと同じで、喉《のど》や鼻、目、気管、肺などの細胞に感染するものと、当初は考えられていました。

ところが、その後、新型コロナウイルス（SARS-CoV-2）についていろいろな情報が集まる中でわかってきたのが、「どうやら体内のどこででも感染が起きるらしい」ということでした。

たとえば、新型コロナウイルス感染症（COVID-19）の特徴的な症状に「味覚・嗅覚の異常」があります。何を食べても味がしない、ニオイを感じないという症状を訴える人が感染した人の中で大きな割合を占めています。

下痢があったという報告も少なくありません。胃腸炎に近い症状を発症した人の中には、自身が新型コロナウイルス（SARS-CoV-2）に感染していたことを認識していない人もかなりいたのではないかと考えられます。

その他にも、結膜炎、頭痛、皮膚《ひふ》の発疹《ほっしん》や指の変色といった症状が出ることもあります。

重症化するとさらに、息切れや息苦しさ、胸の痛み、圧迫感、言語障害や運動機能障害などの症状も現れます。

このように、新型コロナウイルス感染症（COVID-19）の症状は、患者によって同じ病気とは思えないほど違うのです。

その原因は、ウイルスが血管の細胞に感染することにあります。

血管の内側には「血管内皮《ないひ》細胞」と呼ばれる細胞があります。新型コロナウイルス（SARS-CoV-2）はこの細胞にも感染するのです。

血管は全身のあらゆる部分に張り巡らされた輸送路です。栄養分や酸素、老廃物を循環させるルートなので、そこに感染するとなれば、どこでどんな症状が出てもおかしくありません。

さらに新型コロナウイルス感染症（COVID-19）は、免疫にも影響を及ぼします。そのせいで、非常に多様な症状が現れるのです。

インフルエンザよりはるかに危険であるこれだけの理由

新型コロナウイルス感染症（COVID-19）について、「風邪やインフルエンザと同じ」と語る人がいます。医師や著名人にも感染が広がる中で、そんな発言をする人がいたため、あちらこちらで混乱が起きました。

「コロナで死亡者が出ると言うが、インフルエンザでも年間数千人が死んでいるじゃないか！」というのが彼らの主張です。

たしかに毎年、インフルエンザに感染した人のうち、ある程度の割合の人が亡くなっています。亡くなる人の数は年によってかなり差がありますが、2018年のインフルエンザによる死亡者数は3325人となっています。

医療体制が充実している日本では、インフルエンザによる死亡率は人口に対し0・1％程度――感染した人が1000人いたら、うち1人が亡くなるという割合です。

一方、新型コロナウイルス感染症（COVID-19）による1年間の死者数は7000人程度。死亡率は資料によって違いますが、厚労省の資料などによると、医療が機能している日本国内では1・0％程度といわれます。

マスクの着用や手洗い、消毒、3密対策、緊急事態宣言の発出などの策を熱心に講じても、7000人が亡くなっているのです。

インフルエンザが流行《はや》っているときと同じ程度の予防のみであれば、患者数が数倍になってもおかしくありません。

年齢と持病でさらに高くなる重症化率と死亡率

病気のリスクは人によって違います。多くの場合、高齢者や持病のある人は重症化したり死亡したりするリスクが高めですが、新型コロナウイルス感染症（COVID-19）はこの傾向がとても強い病気です。

厚生労働省の発表によると、感染した人が重症化する割合は、国内では2020年6月以降にかなり低下し、約1・6％となっています。

ちなみに、この場合の「重症化」とは、集中治療室での治療や人工呼吸器の使用が必要になること、あるいは死亡することを指します。感染した人の中で、そんな状態に陥る人が60人に1人くらいいる、ということです。
年齢層別に見ると、重症化するリスクには大きな偏りがあることがわかります。300人
60歳未満だと0・3%ですが、60歳以上になると8・5%に跳ね上がります。300人
に1人か12人に1人かというのは非常に大きな差です。
死亡率も年齢によって大きく異なります。60歳未満が0・06%なのに対し、60歳以上
では5・7%となっており、100倍近い差があるのです。
持病によるリスクの違いも早くから報告されてきました。糖尿病や高血圧、喘息《ぜんそく》などの
持病がある人やがん治療中の人などは新型コロナウイルス感染症（COVID-19）にかかる
と、重症化したり死亡してしまったりするリスクがとても高いことがわかっています。
厚生労働省が発表したデータによると、糖尿病でない人が感染した場合の致死率が0・
65%なのに対し、糖尿病の人が感染した場合の死亡率は4・76%にのぼります。糖尿
病の人が死亡するリスクは7倍以上も高いのです。
こういった事情があるので、ワクチン接種については多くの国で高齢者や持病がある人
を優先する動きが見られます。

感染力が「強い」といわれる根拠とは

ウイルスには大規模感染を引き起こすものとそうでないものがあります。いろいろな性質や環境などによっても感染の広がり方は違いますが、ウイルスが持つ感染力も大きく影響します。

感染力を示す指標の一つに「基本再生産数」があります。これは、マスクの着用や手洗い、消毒などの対策を何もしなかった場合、1人の患者が平均して何人にその病気を感染させるかを示す指数です。

感染力が猛烈に強いとされる「はしか」は、この「基本再生産数」が12〜18もあります。患者が1人いたら、平均して周囲の12〜18人に「はしか」をうつすということです。同じく高いのが百日咳《ひゃくにちぜき》で12〜18、インフルエンザは2〜3程度とされています。

インフルエンザの患者数は冬期になると増えます。1月から患者が急増して、2月にピークを迎えるのが一般的ですが、感染の規模は年ごとに大きく異なります。たとえば、直近の5年間における1月の患者数（インフルエンザ治療に用いられる抗ウイルス薬を処方された人の数）を見ると、２０１６年は2万７１２９人でしたが、２０１９年は15万４０２人となっています。その年の気候や流行ったウイルスのタイプなどによって、かなり大幅に違いが現れるのです。

ちなみに、２０２１年1月のインフルエンザの患者数は87人と報告されています。コロナ禍でマスクの着用や手洗い、消毒、３密の回避などを徹底した結果、インフルエンザについては患者数を大きく減らすことに成功したのです。

新型コロナウイルス（SARS-CoV-2）の「基本再生産数」は、２・５くらいとされているので、インフルエンザと同じくらいだと考えられていましたが、同様の条件下で、新型コロナウイルス感染症（COVID-19）の感染者が数万人単位で発生していることを見ると、「基本再生産数」だけでは語れないものがこのウイルスにはある、と考えるべきでしょう。

次々と感染が広がる3つの要因

新型コロナウイルス感染症（COVID-19）が広がりやすい要因の一つとして、感染経路の多さがあります。

ウイルスに感染した人はやがて、ウイルスが含まれている唾液や糞便などを排出するようになります。別の人がそれらを体内に取り込むことで感染が広がっていきます。

新型コロナウイルス（SARS-CoV-2）は、当初は飛沫《ひまつ》感染が注目されていましたが、研究が進むにつれて、接触感染や空気感染するケースもかなり多いことがわかってきました。

考えられている主な感染経路は次のとおりです。

①**飛沫感染**：咳やくしゃみ、会話、呼吸などに伴って感染者から出る飛沫を別の人が吸い込むことによってウイルスが感染する経路です。

小さな水滴である飛沫は意外に遠くまで飛びます。アメリカのマサチューセッツ工科大学に勤務する専門家の研究では、「最大8メートル飛ぶ」とされています。学校の教室でいちばん後ろの席に座っている生徒がくしゃみをすれば、最前列まで届くことがあるのです。

また、小さな飛沫は雲状になって何分間も浮遊するので、くしゃみや咳は非常に危険です。

②接触感染：ウイルスが含まれている体液や糞便などに触れた手で、顔などの粘膜に触れることによってウイルスが感染する経路です。

くしゃみや咳などにより、口からウイルスが排出されることはよく知られていますが、新型コロナウイルス（SARS-CoV-2）は糞便に含まれることもあります。腸の粘膜細胞にも感染することがわかっており、その場合にはしばしば下痢を起こします。トイレの便器や水洗レバー、ドアノブなどにウイルスが付着することがあるので、手洗いが不十分だと感染が起きるのです。

③空気感染：ウイルスを含む飛沫は最終的には床などに落ちますが、乾燥すると再び空中に舞い上がります。その時点まで感染力を維持していた場合には、空中を漂うウイルスを吸い込むことで新たな感染が起きます。

乾燥して舞い上がるまでには時間がかかるので、その間にたいていは感染力が失われるため、ウイルスの中でも空気感染するものは少ないとされていました。

しかし、最近ではインフルエンザウイルスやノロウイルスなども空気感染することがあると考えられるようになってきました。

このように、新型コロナウイルス（SARS-CoV-2）には3つの感染ルートがあるため、予防するのがとても難しいのです。

高い割合を占める無症状患者が感染を拡大

新型コロナウイルス（SARS-CoV-2）にはもう一つ、感染爆発につながる大きな特徴があります。

それは無症状の感染者が多いことです。

新型コロナウイルス（SARS-CoV-2）は人から人へと感染するので、感染した人を確実に見つけて隔離できれば、感染を断ち切ることができます。

同じコロナウイルスであり、性質が似ているSARSはその方法で感染の拡大を防ぎ、抑え込むことができました。SARSは感染するとすぐに症状が出るので、患者を隔離するのがそれほど難しくなかったのです。

ところが、新型コロナウイルス（SARS-CoV-2）は潜伏期間が最長2週間と長いうえ、感染しても最後まで発症しない人もいます。この無症状者の割合が高いのが新型コロナウイルス（SARS-CoV-2）の特徴です。

諸説ありますが、アメリカのScripps Research Translational Instituteの研究者ダニエル・P・オラン氏らが発表している解析結果では、感染した人のうち少なくとも3分の1には症状が出ないと報告されています。

さらにこの研究では、PCR検査を受けた時点では陽性だが症状がないという人の場合、実に4分の3がその後も無症状のままだと分析しているので、感染しても症状が出ない人のほうが多い可能性すらあると考えられます。

辛い症状が出ないのは患者本人にとってはとてもありがたいことです。さらに、無症状者の感染力は症状がある人に比べると低いとも報告されています。

ただし、症状がないため、感染していてもそのことに気づくことができません。咳や倦怠感、発熱といった症状があれば、外出を控える人も、無症状であれば仕事に行ったり学校に行ったりしますし、友人や家族に会いに行くこともあるでしょう。

無症状者と接する側も、その人がウイルスを含む飛沫を出しているとは思ってもいないので、たいていは無防備です。近い距離で仕事や勉強をしたり、お酒を飲んだりカラオケを楽しんだりするケースが少なくありません。

そのため、無症状者が感染を広げるケースが、新型コロナウイルス感染症（COVID-19）においてはかなり多いのです。SARSやMERSを抑えられたのに、新型コロナウイルス（SARS-CoV-2）が世界中に広がってしまった原因は、まさにこの無症状者からの感染にあるといえるでしょう。

感染・増殖を繰り返すメカニズム

それでは、どのように新型コロナウイルス（SARS-CoV-2）はヒトの細胞に感染し、増殖するのでしょうか？　その仕組みを図表で説明してみたいと思います。

①粘膜細胞の受容体と結合

新型コロナウイルス（SARS-CoV-2）の感染は粘膜細胞と接触することで始まります。

図表2−2　粘膜細胞の受容体と結合した場合

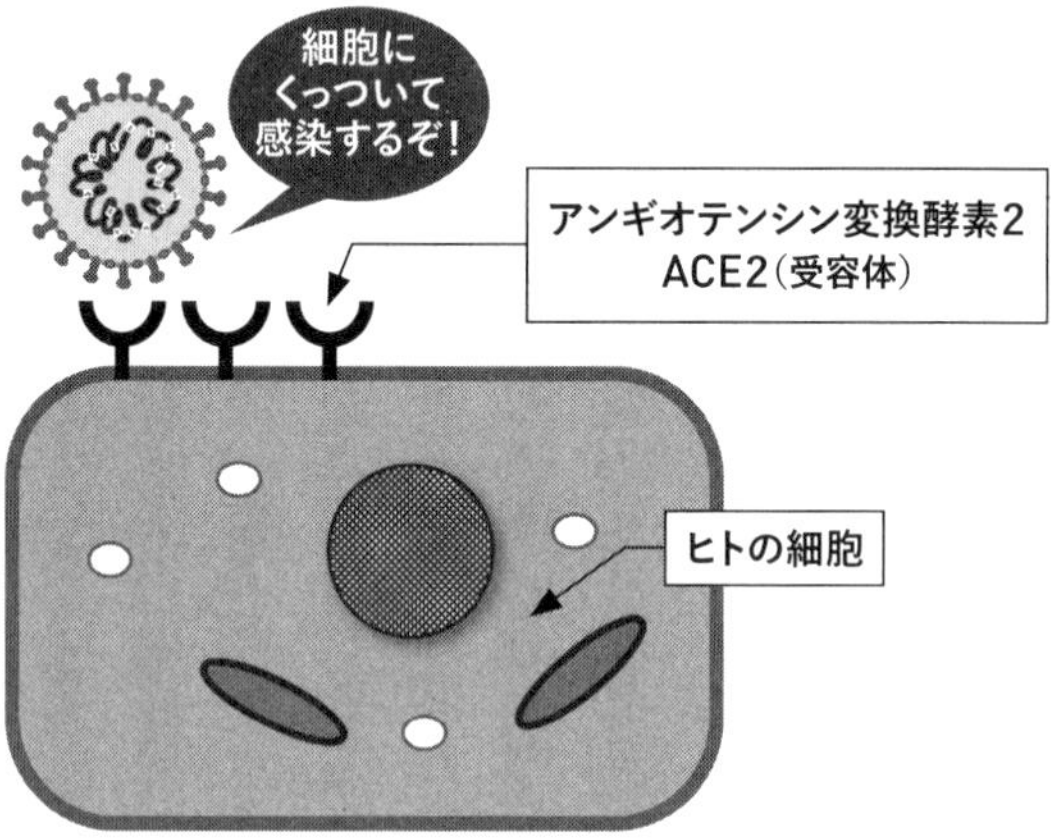

ウイルスは通常、どんな細胞にでも感染できるわけではありません。ほとんどの場合、「特定の生物の特定の細胞」にしか感染できないのです。

飼い主がインフルエンザにかかっても、愛犬が無事なのはそのためです。

逆に愛猫が猫エイズに感染しても、飼い主にうつることはありません。

肝炎ウイルスは肝臓にのみ感染します。肺や腎臓、脳など、他の臓器に感染することはありません。

このように感染先が特定されているのは、ウイルスが細胞内に侵入するためにはウイルスの表面にある「カギ」と細胞の表面にある「カギ穴（受容体）」とがピッタ

図表2−3　細胞内に侵入した場合

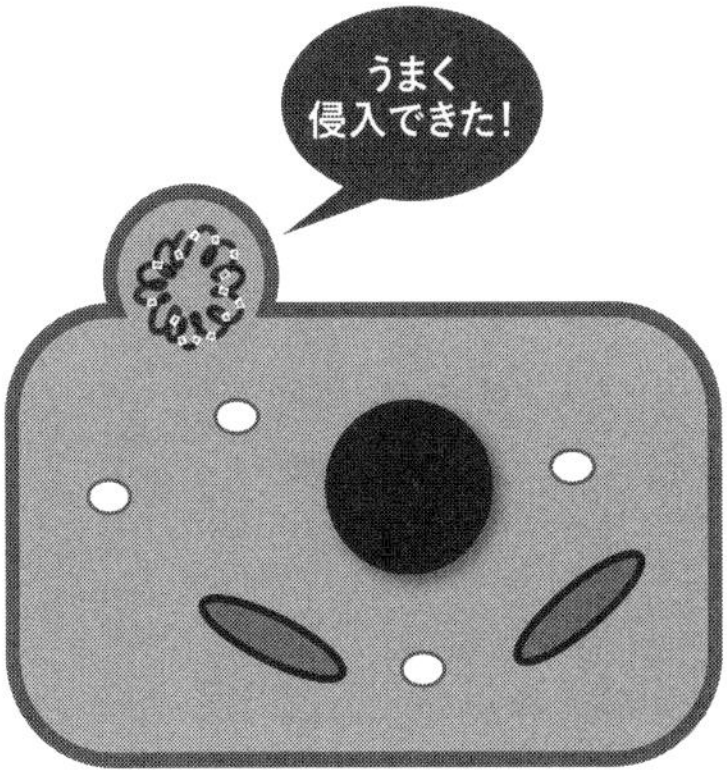

り合わないと、ウイルスが細胞にくっつくことができないからです。

新型コロナウイルス（SARS-CoV-2）で「カギ」の役割をするのは表面に飛び出ているスパイクタンパク質です。それに合う「カギ穴（ACE2という受容体）」は、主に人の喉や鼻、目などの粘膜細胞にあります。そのため、飛沫を浴びたり、ウイルスを触った手で目や口に触ったりすると、感染が始まるのです。

②細胞内に侵入

細胞にくっつくことができたウイルスは、タンパク質を分解する酵素を使って、ウイルスの外膜と細胞の細胞膜を融合しま

図表2−4　遺伝子情報でコピーをつくった場合

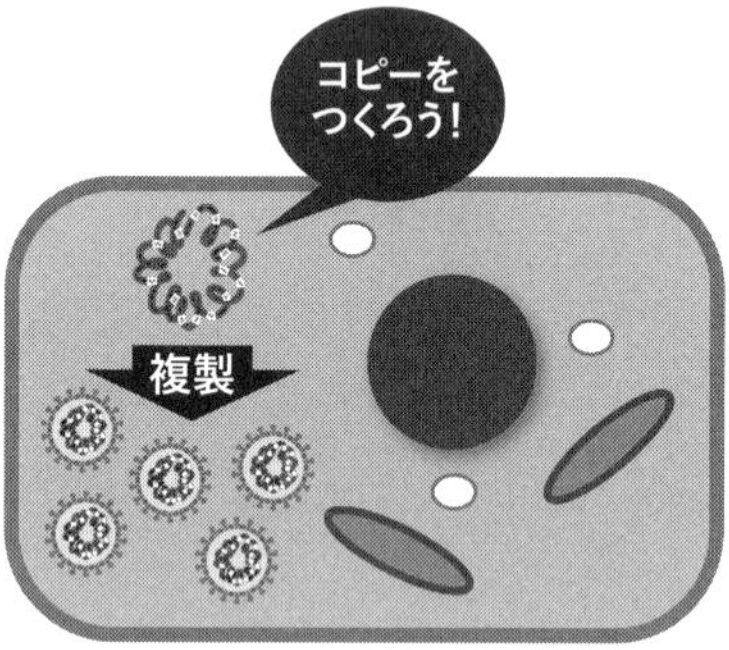

す。いわば細胞の一部になることで、遺伝子情報を宿主であるヒトの細胞内に送り込むのです。

③コピーをつくって増殖

人の細胞内に侵入した新型コロナウイルス（SARS-CoV-2）は遺伝子情報を元に、自身のコピーを大量につくり始めます。ウイルスには増殖する能力がないので、ヒトの細胞が増殖する能力を利用して、コピーをつくるのです。

④細胞の外に飛び出す

複製されたウイルスが細胞の外に飛び出し、体外へと排出されます。排出されたウ

図表2−5　細胞の外に飛び出す様子

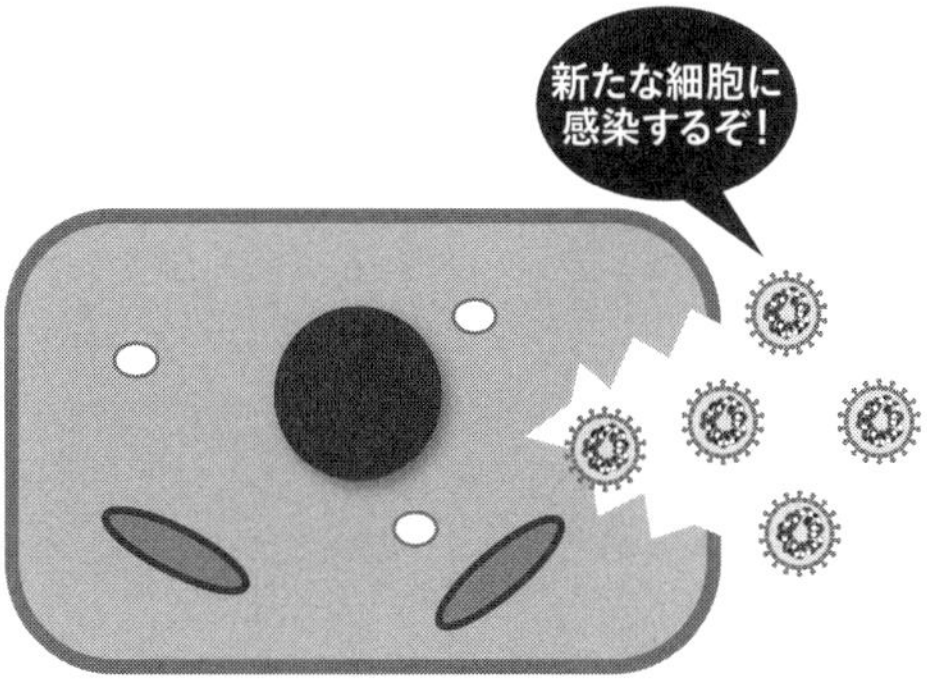

イルスが感染力を保っている状態で、ヒトの粘膜細胞に付着すれば、「侵入」→「増殖」……というサイクルがまた始まります。

重症化の原因はウイルスの毒性ではない

人に感染したウイルスが害を及ぼす仕組みはいくつかあります。

一般には、「人に感染したウイルスが増殖する際に細胞を壊すので病気になる」と思われがちですが、実際にはそうではありません。

たしかに、ウイルスの中には細胞のはたらきに異常を引き起こすことで症状が現れるものや、感染した細胞をがん化するものなどもあります。

ただ、もっとも多いのは「免疫反応」により細胞が壊されるケースです。細胞がウイルスに感染すると、ヒトの免疫機能はその細胞を「排除すべき異物」と見なして攻撃します。攻撃により細胞が壊れると、炎症反応をさらに促進する「サイトカイン」と呼ばれる物質などが体内で急増します。

インフルエンザや風邪で発熱や咳、鼻汁などが出るのはこの炎症反応が原因です。ただし、通常は呼吸器の粘膜など、体の中のごく一部にしか感染しないので、大規模な免疫反応が起きるケースは多くありません。

たいていは「小火《ぼや》」程度の反応でおさまってくれるのです。

一方、新型コロナウイルス（SARS-CoV-2）は、呼吸器系はもちろん、消化器系や全身に張り巡らされている血管の内皮細胞にも感染します。

そのため、炎症が発生すると、短期間のうちに全身に広がり、体中で炎症が起きてしまいます。「小火」ではとどまらず、全身で「大炎上」が起きてしまうのです。

これが「サイトカインストーム」と呼ばれる現象です。

免疫細胞はサイトカインを介して連絡を取り合っています。サイトカインは細胞から分泌されるタンパク質の一種でいろいろな役割を担っていますが、その一つに免疫反応の促進があります。異物を貪食《どんしょく》（不必要なものを取り込み、消化・分解する作用）する免疫細胞を集めたり、病原体を攻撃する細胞のはたらきを強めたりすることで、病気が早く治るよう体の状態を導いてくれるのです。

ただ、免疫は強くはたらきすぎると、健康な細胞まで傷つけてしまうことがあります。サイトカインが過剰に分泌されることで、病原体に感染している細胞だけでなく、周りの細胞を壊してしまうためです。

細胞が大規模に壊されると、そのことがきっかけになってさらにサイトカインが大量に放出されます。その結果、健康な細胞がさらに壊され……というサイクルが起こり、暴走してしまうのが、サイトカインストームです。

新型コロナウイルス感染症（COVID-19）では、サイトカインストームが起きるケースが多く、重症化した人のほとんどはこの状態に陥っています。肺炎だけでなく、多臓器不全により苦しむ人が多いのはそのためです。

驚異的な速さで繰り返される変異が対策を困難にする

新型コロナウイルス感染症（COVID-19）の対策が難しい要因の一つに、「変異しやすい」という特徴があります。

感染が世界に広がってからはいくつもの変異が報告されてきました。イギリス型（アルファ株）や南アフリカ型（ベータ株）、ブラジル型（ガンマ株）などを経て、２０２１年の夏にはインド型のデルタ株により、国内では「第５波」と呼ばれる感染拡大が発生しました。

さらに、この原稿を書いている２０２１年11月末時点では、南アフリカで検出されたオミクロン株の急拡大が世界中で報告されており、ＷＨＯが懸念を示すなど、予断を許さない状況です。

「変異」というのは遺伝子情報が書き換わることをいいます。

前述したように、ウイルスは宿主の細胞内で「コピー」を大量につくることで増殖します。ただ、毎回すべての遺伝子情報を正しくコピーできるわけではありません。時には「コピーミス」が起きることがあり、遺伝子情報が書き換わることで性質が変わります。

新型コロナウイルス感染症（COVID-19）についても、「イギリス型は感染力が強い」「南アフリカ型は重症化しやすい（これを否定する説もある）」など、性質の違いが報告されています。

ウイルスにはこの変異が起きやすいものと起きにくいものがあります。たとえば、エイズ（後天性免疫不全症候群）を発症するＨＩＶウイルスは変異が起きやすいものの代表格です。

身近なものでは、インフルエンザウイルスも変異しやすいことがわかっています。短期間のうちに少しずつ変異を繰り返すので、「去年かかったのに今年もかかった」ということが起きるのです。

変異の早さは24ページで説明したように、ウイルスのタイプによって異なります。RNAタイプのものはDNAタイプに比べ、「コピーミス」が多いので、変異がよく発生します。

短期間で変異を繰り返すウイルスは厄介です。感染力が強くなったり、症状が重くなったり、という困った変化をする可能性があるのに加え、効果的な治療法が変わることもあり得ます。

さらに厄介なのは免疫が効かなくなったり、効きにくくなることです。詳しくは後で解説しますが、ヒトの体には病原体に対する防御機能の一つとして、獲得免疫という仕組みが備わっています。

免疫細胞が一度感染したことがある病原体のことを覚えているため、次に同じ病原体が体内に入ってきた際には、素早く対処することができるのです。

はしかに一度かかった人のほとんどが、その後はもう二度とかからないのはこの獲得免疫のおかげです。ワクチンが効くのも同じ仕組みです。

ところが、ウイルスが変異してしまうと、獲得免疫は正しく反応できません。準備していた仕組みがしっかりはたらかないため、何度も感染を繰り返したり、ワクチンが効きにくかったり、といった問題が起きてしまいます。

One Point　免疫の仕組み

コロナ禍のせいもあり、「免疫力アップ」という言葉をよく見かけるようになりました。

そもそも免疫とはどのようなものでしょうか？

免疫は健康を守るために生き物の体が備えている基本的な仕組みの一つです。

ヒトの体は常に多種多様な病原体の攻撃にさらされています。普段暮らしている家の中や乗り物、職場や学校などにはたくさんの細菌やウイルスがひしめいており、中には人に感染してダメージをもたらすものも少なくありません。周りの環境だけでなく、皮膚や口の中など、自分自身の体にもそういった危ない病原体が実はとてもたくさんいます。

にもかかわらず普段、健康でいられるのは、免疫という防御機能を持っているからです。

そう言うと、「体に悪いものをやっつける力＝免疫」と考えがちですが、それは免疫の持つはたらきの一つに過ぎません。

免疫が正しく機能するためにはまず、「やっつけるべき敵かどうか」を見分ける必要があります。

たとえば、細菌の中には人にとって役に立つものもあります。「善玉菌」と呼ばれる腸内細菌などはその代表格です。もし、役に立つ細菌まで攻撃してしまったら、かえって健康を損ねることになってしまいます。ですから、「善玉菌は敵じゃない」と判断することが免疫には求められるのです。

一方、がん化した細胞は、もともと体の一部ですが、放置すると増殖するかもしれません。命を脅《おびや》かす危険な細胞なので、敵と見なして攻撃する必要があります。

そういった判断を的確にするはたらきが、免疫には備わっているのです。

免疫にはもう一つ、「敵を記憶する」はたらきもあります。一度、出合って攻撃したことがあるものについては、退治するのに効く物質（抗体）をすぐに用意できます。

感染したことがある病気にかかりにくかったり、かかっても重症化せずにすぐに治ったりするのは、このはたらきのおかげです。

このように、免疫は「見分ける」「攻撃する」「記憶する」という3つのはたらきがしっかり機能することで効果を発揮します。

非常に素晴らしい仕組みですが、かなり複雑なので、時には間違いが起きることもあります。

特に、「見分ける」機能がうまくはたらかないと、攻撃しなければいけない敵を見逃してしまったり、自分自身の健康な細胞を攻撃してしまったりすることがあるのです。

がん化した細胞を見逃すと、がんを発症してしまいます。

逆に、健康な細胞を攻撃してしまうと、アトピー性皮膚炎や膠原病《こうげんびょう》などの「自己免疫性疾患」を発症することがあります。

新型コロナウイルス感染症（COVID-19）の後遺症も、そういった免疫の不具合が関係しているのではないかと考えられています。

特効薬なしの現状では、対症療法だけで精一杯

重症化するリスクが高い病気でも、効果的な治療法があれば、それほど恐れることはありません。

かつて結核は死亡率が非常に高い病気で、「不治の病」とされていましたが、結核菌を

退治できる抗生剤が開発されたことで、感染のリスクも死亡率も激減しました。

新型コロナウイルス（SARS-CoV-2）とよく比較されるインフルエンザにも、オセルタミビル（商品名：タミフル）やザナミビル（商品名：リレンザ）などの抗ウイルス薬があります。薬を使えば、重症化を抑えて早めに治すことができるのです。

一方、新型コロナウイルス（SARS-CoV-2）に効く薬は今のところ見つかっていません。世界中に感染が拡大しつつある時期には日本製のアビガンなど、いくつかの薬に「効くのではないか」という期待が集まりました。いろいろな使い方が試されているようですが、確実な効果を証明する報告はまだありません。

今のところはそれぞれの症状を抑えながら、患者の免疫力がウイルスに打ち勝つのを待つのが、唯一の治療法です。

高熱が出たら解熱効果のある薬、十分に酸素を取り込めないなら人工呼吸器、というように、患者を苦しめる症状を緩和して、なるべく悪化させない治療をするのが精一杯なのです。

One Point

細菌とウイルスの違いとは

ウイルスと細菌はまったく別物です。

「どちらも目に見えないくらい小さくて、体の中に入ると病気を引き起こすことがある」という特徴が同じなのでよく混同されていますが、この二つは自転車と馬くらい違います。

どちらも「人を乗せて走る」という特徴は共通しますが、間違える人はいません。ウイルスと細菌もそのくらい違うものなのです。

ウイルス：生き物の細胞（宿主細胞）が増える仕組みを利用して増える。自分で増殖できないので、生物ではない。

細菌：自分で細胞分裂して増える。だから生物。

この違いは感染予防にも影響します。たとえば、細菌による食中毒を防ぐためには食品を冷蔵したり冷凍したり、火を通して殺菌したりして保存します。常温だと食中毒を引き起こす細菌が増えやすくなるためです。

一方、ウイルスは温度や湿度がどうであれ、感染した生き物の体内以外で増えることはありません。ですから、食品を冷蔵・冷凍してもノロウイルスによる食中毒は防げないのです。

第3章

日常生活に大きな障害。回復後も続く後遺症

たとえ軽症でもさまざまな後遺症が長く続く

重症化して人工呼吸器が必要になったり、不幸にして亡くなってしまったりするケースが新型コロナウイルス感染症（COVID-19）のリスクとして注目されています。

そしてこのウイルスには、もう一つ大きなリスクがあります。それが後遺症です。

新型コロナウイルス感染症（COVID-19）は通常、軽症であれば2週間、重症でも8週間程度で治ります。

ただ、完治してPCR検査で陰性になった後も、特別な症状が残ることがあります。国立国際医療研究センター国際感染症センターが発表しているデータによると、新型コロナウイルス感染症（COVID-19）を発症した人の約半分が、発症から2カ月経った時点でも「なんらかの症状がある」と答えています。

4カ月経った時点でも、4人に1人以上が後遺症を訴えており、体内からウイルスが消えた後も、体の不調が長く続くケースが少なくないようです。

後遺症の症状はさまざまです。

もっとも多いのは倦怠感で、後遺症があると回答した人の95％がこの症状を訴えています。気分の落ち込み、思考力の低下など、脳機能に関係する症状を訴えた人もそれぞれ8割以上いました。

肺など呼吸器の症状が多い病気なので、息苦しさを訴える人も7割以上見られます。

そんな中、新型コロナウイルス感染症（COVID-19）の後遺症として特徴的なのが、脱毛と嗅覚・味覚障害でしょう。脱毛を訴えた人が5割、嗅覚・味覚障害が3割といずれも高い割合を示しています。

こうした後遺症は、症状が軽かった人や若い人でも見られます。

後遺症についてはまだ原因が解明されておらず、どのくらいでおさまるのかもわかりません。治療方法も確立されていないため、いつ治るかわからない辛い症状を抱えて、暮らしている人がどんどん増えています。

ひどい倦怠感・疲労感で日常生活が不自由になった人も

新型コロナウイルス感染症（COVID-19）による後遺症についてはまだ、診断方法も確立されていません。患者を診療したことがある医師も少ないので、患者が「コロナが治った後も辛い症状が続いているんです」と相談しても、気のせいですまされてしまうことが多いと報じられています。

現実にはひどい後遺症を訴える人は多く、中には倦怠感・疲労感のせいで、普通の日常生活を送るのが難しくなった人も少なくありません。


「ご飯茶碗を持てない」

「歯磨きなどの日常動作をするだけで息が切れる」

「階段を上れない」

「掃除や洗濯などの家事ができない」

「立ったまま炊事ができない」

「一日中ベッドで寝たままますごしている」

「鉛を背負っているように体が重い」……等。


治っても、こうした後遺症に苦しむ人がたくさんいるのです。

ただ、彼らの健康状態を検査しても、症状につながる大きな異常は見つかりません。血液検査やレントゲンでは正常に見える人も多いため、「怠けているだけ」などと非難されがちです。

倦怠感や疲労は普通、睡眠や休息をしっかりとれば軽くなります。健康であれば、休むと体が反応してくれるのです。

ところが、新型コロナウイルス感染症（COVID-19）の後遺症である倦怠感・疲労感は、睡眠をしっかりとってもほとんど改善されません。

そういった症状の原因はまだはっきりとはわかっていませんが、似たような症状を示す病気に慢性疲労症候群があります。筋痛性脳脊髄炎とも呼ばれる病気で、新型コロナウイルス感染症（COVID-19）の症状と同じく、原因不明の強い倦怠感や疲労感で、普通の暮らしを送りにくくなるのが特徴です。

ストレスが引き金になるケースも多いため、病院を受診しても「気のせいでは？」などと精神的なものとして片付けられてしまうことも少なくありませんでした。

最近では少しずつ、慢性疲労症候群の発症の仕組みが解明されつつあり、自分の免疫によって神経細胞が攻撃され、壊されてしまうことが原因ではないかと考えられています。

第2章で紹介したとおり、免疫は病原体など健康を害するものを攻撃して排除してくれる優れた仕組みですが、「攻撃すべき敵」をときどき間違えることがあります。ストレスや感染症が原因で免疫のはたらきが調子を崩すと、攻撃してはいけない「自分自身の正常な細胞」を傷つけたり壊したりし始めるのです。

新型コロナウイルス感染症（COVID-19）も免疫のバランスが崩れることで、サイトカインストームなどの免疫暴走がしばしば起きることを解説しました。

崩れてしまった免疫のバランスが元に戻らないと、自分の免疫で自分の神経細胞を傷つけ続けるようになるのではないかと考えられます。

息切れ、呼吸困難……。治った後も肺のX線写真が真っ白

倦怠感・疲労感に次いで訴える人が多い後遺症が呼吸器系の異常です。

「少し歩いただけで息が切れる」「何もしていないのに息苦しい」——治った後も長く、そんな症状に苦しむ人が多いのです。

後遺症を訴える人の胸部X線写真を撮ると、肺が真っ白に写ることがあります。

健康な人の肺はX線写真を見ると、黒い部分が大半です。白く写るのは炎症やがん等ですから、後遺症として呼吸の問題を訴える患者の多くは新型コロナウイルス（SARS-

図表3－1　肺胞の状態の比較

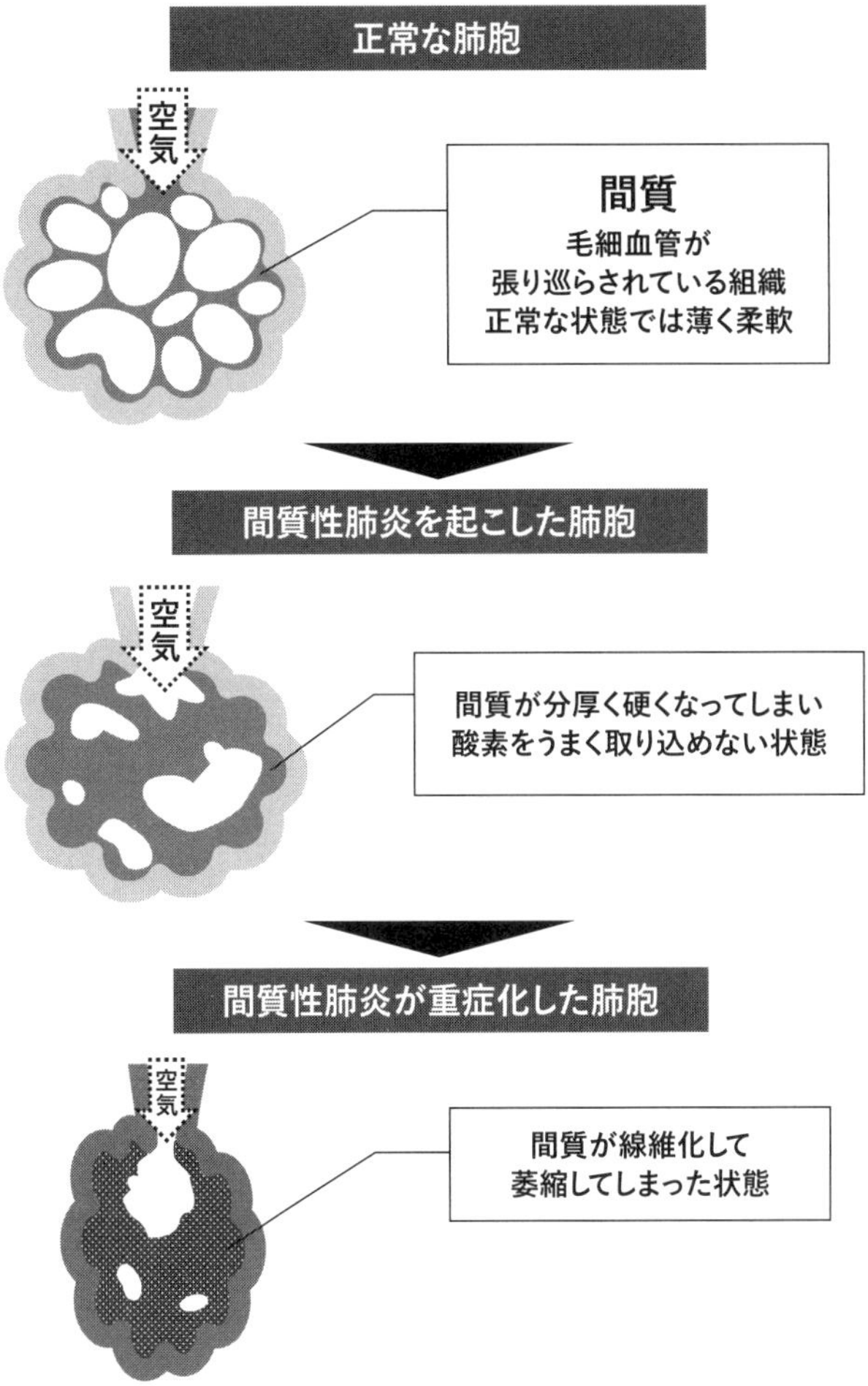
正常な肺胞
空気
間質
毛細血管が
張り巡らされている組織
正常な状態では薄く柔軟
間質性肺炎を起こした肺胞
空気
間質が分厚く硬くなってしまい
酸素をうまく取り込めない状態
間質性肺炎が重症化した肺胞
空気
間質が線維化して
萎縮してしまった状態

CoV-2）が体の中から消えた後も、間質性肺炎《かんしつせいはいえん》といった、ひどい炎症を抱えていることがわかります。

肺の大部分は「肺胞《はいほう》」と呼ばれる小さな袋状の組織でできています。袋の「皮」にあたる部分は間質と呼ばれ、その中を通る毛細血管に袋の中から酸素が移動することで、体内に酸素が取り込まれます。

なんらかの原因でこの間質に炎症が起きると、間質は分厚く硬く変質してしまうことがあります。そうなると、肺胞がふくらみにくくなり、酸素を効率よく毛細血管に取り込めなくなってしまいます。

さらにその症状が重症化すると「線維化《せんいか》」と呼ばれる細胞が分裂しない症状が起きます。間質が線維化すると、肺胞が硬く小さく縮んでしまい、肺胞の中に入る空気の量がより一層減り、血液中に酸素を取り込む能力が大幅に低下します。

こういった肺疾患が起きた場合の自覚症状は人によって違いますが、少し動いただけで息が切れたり、息苦しさを感じたりするなど、日常生活に支障が出ることもあります。

恐ろしいことに、いったん線維化してしまった間質は元には戻りません。

単に炎症が起きているだけの段階なら、治癒《ちゆ》すれば息切れや息苦しさといった症状はなくなりますが、炎症が長く続くと間質が線維化してしまい、元の健康な状態に戻れなくなってしまうのです。

呼吸障害が長く残る場合には、肺が線維化するなど大きなダメージを受けているケースが多いので、早めに対応することが大切です。

記憶力・思考力低下が社会復帰を困難にする

健康に問題が生じると、仕事に復帰するのも難しくなります。

新型コロナウイルス（SARS-CoV-2）については感染した人に対する差別が問題になっています。幸いにも後遺症がなく、ＰＣＲ検査で陰性だと判定されても、職場によっては元と同じようにはたらくのが難しいこともあります。

職場に感染した人がいるというだけで地域の人から非難されたり、「顧客対応させるな！」という声が上がったりするためです。

後遺症が続くと、復帰はさらに困難を極めます。

倦怠感や疲労感がひどい場合、通勤すら難しくなります。

そこまで辛い症状ではなくても、「集中力が保てない」「思考力や記憶力が低下した」など、脳のはたらきに症状が現れるケースも珍しくありません。

大きな企業の正社員や公務員であれば、少し長い期間休んでも後遺症からの回復を待つことができますが、契約社員、パート勤務などの場合には解雇されてしまったり、半ば強制的に自主退職させられたりすることもあり得ます。

感染者が4000万人を超えているアメリカでは、日本に先駆けて新型コロナウイルス感染症（COVID-19）の後遺症が社会問題になりつつあります。

2021年3月には全米に600あまりの店舗を展開する大手レストランチェーン店のCEOが、新型コロナウイルス感染症（COVID-19）の後遺症を苦に自殺したと報じられました。自ら命を絶ったこのCEOは治癒後もひどい耳鳴りに悩んでいたそうです。

アメリカでは子供たちの被害を心配する声も高まりつつあります。

子供は新型コロナウイルス（SARS-CoV-2）に感染しにくいうえ、感染しても多くの場合、無症状もしくは軽症で終わるといわれてきました。実際、大人に比べて感染や発症についてはリスクが小さいのですが、後遺症については大人ほどではないものの、少し大きなリスクがあることがわかってきました。

感染時には無症状だった子供が、数週間、あるいは数カ月後に症状を訴えるケースも見られます。まだ各国で研究が進められている段階ですが、感染した子供の1割以上で後遺症が見られるという報告もあり、非常に心配される状況です。

子供の後遺症は多様で、中には生活や学習に影響するものも少なくありません。

「ベッドから起き上がれないほどの疲労感があり、通学できない」

「頭に霧がかかったような状態（ブレインフォグ）により、学校で習ったことを覚えられない」

アメリカのメディアはそんな症状を訴える子供が増えていると警鐘を鳴らしています。疲労感による欠席が長期に及んだり、学業成績が極端に低下したりすれば、その後の人生にも大きな悪影響が及びかねません。

国内でも、2021年に入って主流となったデルタ株により、子供の感染が急増しています。子供へのワクチン接種は安全性の検証が続けられている段階であり、感染拡大を止める有効な手段はまだ存在しません。

子供を守るためにも、有効な後遺症対策を早急に見つける必要があるのです。

若い女性でも「ごっそり」抜ける。精神的な苦痛が大きな脱毛

新型コロナウイルス感染症（COVID-19）の後遺症の一つに脱毛があります。

国立国際医療研究センター国際感染症センターが行った電話による聞き取り調査では、分析の対象になる有効な回答をした58人のうち、脱毛を報告した人が14人もいました。

新型コロナウイルス（SARS-CoV-2）に感染した人のうち4人に1人に、目立った抜け毛があったのです。

脱毛のレベルは人によって違いますが、中には「ごっそり」抜けたというケースも報告されています。

若い人の場合、重症化するリスクはかなり低いのですが、後遺症は30代以下の世代でもかなり高い割合で現れます。脱毛が見られた人の割合に男女差はあまりないので、「毛が抜けてしまった」と悩む若い女性も少なくないはずです。

新型コロナウイルス感染症（COVID-19）を発症するとなぜ毛が抜けるのか――その仕組みについてはいくつかの説があります。

有力な説の一つといえるのが、「自己免疫システムによる毛根の破壊」です。毛根はその名のとおり毛髪を育む、いわば「毛の根っこ」です。

新型コロナウイルス（SARS-CoV-2）の感染をきっかけに暴走した自己免疫がこの毛根を攻撃すると「根っこ」が死んでしまうため、生えていた毛が抜け、新たな毛が生えにくくなります。

実はこれと同じ仕組みで起きるのが「円形脱毛症」です。毛が抜ける原因はストレスとされてきましたが、最近ではストレスを含むさまざまな原因により、自己免疫システムが毛根を攻撃することで起きることがわかってきました。

それとは別に、毛髪の生育サイクルが狂うことが原因とする説もあります。ヒトの毛はどんどん伸びる「成長期」、成長が止まって毛根が退縮する「退行期」、毛根が完全に退縮して毛が抜けるのを待つ状態になる「休止期」という3つの時期を繰り返します。

このうち、感染によるストレスなどの要因から「休止期」が長くなり、毛が抜ける一方になるのが新型コロナウイルス感染症（COVID-19）の後遺症だというのです。

この説の根拠となっているのが、脱毛が始まる時期です。国立国際医療研究センター国際感染症センターが行った調査では、脱毛は平均すると新型コロナウイルス感染症

（COVID-19）を発症してから2カ月ほど経ってから始まるとなっています。

休止期から成長期への移行が止まったことで、「毛が抜け始めた」と感じるのにはそのくらいの時間が必要なので、有力な説といえそうです。

ニオイや味がわからなくなる嗅覚・味覚異常

脱毛と並び特有の症状とされているものに、嗅覚・味覚の異常があります。

「ニオイがわからなくなった」

「何を食べても味がしない」

こういった症状を訴える人が、新型コロナウイルス感染症（COVID-19）患者には多いのです。

嗅覚の異常は一般的な風邪でもよく起きます。ウイルスによって神経細胞がダメージを受けたり、ウイルス感染が原因で起きた免疫応答によって神経組織がダメージを受けたりすることで、ニオイがわかりにくくなるのです。

新型コロナウイルス感染症（COVID-19）における嗅覚の異常はこういった症状とは少

し違います。

風邪の場合には炎症を伴うため、鼻汁や鼻づまりといった鼻炎症状が現れますが、新型コロナウイルス感染症（COVID-19）では鼻炎症状がないままいきなりニオイがわからなくなった、というケースがかなり多く報告されています。

味覚についても同じく、いきなり味を感じなくなるケースが多いようです。

脱毛と違って嗅覚・味覚の異常は発症初期から現れるケースも多いので、単なる風邪やインフルエンザ、花粉症などと新型コロナウイルス感染症（COVID-19）を見分ける基準の一つにもなっています。

通常は体内からウイルスが消えるとともに、こういった異常はなくなりますが、後遺症として長く残るケースも実は少なくありません。

前述した国立国際医療研究センター国際感染症センターの調査によると、新型コロナウイルス感染症（COVID-19）を発症後、2カ月が過ぎた時点で嗅覚異常を訴えた人が19・4%、味覚異常を訴えた人は4・8%でした。

4カ月後でも、それぞれ9・7%、1・7%となっており、症状が残ってしまうとなかなか治らないことがわかっています。

いったいなぜ、そんな異常が起きるのか――原因はまだよくわかっていませんが、嗅覚・味覚を司る神経細胞が新型コロナウイルス（SARS-CoV-2）の感染により損傷したと考えられます。

血管の状態を悪化させ、免疫異常をもたらすことも

後遺症が発生する原因の一つとして考えられる問題に、血管内皮細胞への感染があります。

血管内皮細胞はその名のとおり、血管の内側を覆う細胞です。

前述のように、新型コロナウイルス（SARS-CoV-2）はこの血管内皮細胞にも感染することがわかっています。

新型コロナウイルス（SARS-CoV-2）に感染して血管内皮細胞が傷つくと、それをきっかけに「プラーク」と呼ばれるコブ状の組織ができて、血管の一部を狭めてしまいます。

血管は細胞に栄養や酸素、その他さまざまな物質や細胞を運ぶための輸送路なので、狭くなってしまうと体が正常に機能するために必要なものが届きにくくなってしまいます。

輸送が滞るものの一つにブレーキの役割をする「抑制性T細胞」があります。この細胞は異物を攻撃する免疫細胞が過剰にはたらかないように抑える役割を担っています。

そのため、輸送が滞ってしまうと、免疫細胞が異物はもちろん自身の細胞までをも攻撃しやすくなります。

攻撃を受けた細胞が傷つくと、そのことをきっかけに炎症性サイトカインが分泌されます。もともとバランスを崩しつつあった免疫反応が炎症性サイトカインによってさらに促進される、という悪循環が起き始め、長く異常な状態が続いてしまうのです。

炎症性サイトカインは心の問題にも影響する

炎症性サイトカインは免疫のはたらきを促進するだけでなく、心の問題にも影響することがわかっています。

ヒトの心は脳のはたらきにより形づくられます。脳のどの部分が活性化するか、どんな神経伝達物質がたくさん分泌されるかによって、心の有り様は変わるのです。

炎症性サイトカインはそんな脳の神経系に「信号」を届ける役割を担っています。

たとえば、人は疲れを感じると元気がなくなり、積極的に何かをしようとする意欲が低下します。体を休ませる必要があるので、心の状態が変化するのです。

その仕組みは図表3－2のようになっています。

この流れでもわかるとおり、炎症性サイトカインが大量に産生されると、脳は「疲れ」を感じます。その結果、心は元気を失い、うつ傾向が強まるのです。

実際に、うつ病患者の血液を調べた研究では、炎症性サイトカインであるIL-1β、TNF-α、IL-6などが一般の人に比べて多いと報告されています。免疫に関係する炎症性サイトカインは心の状態に大きな影響を与えているのです。

これまで解説してきたように、新型コロナウイルス（SARS-CoV-2）は免疫のバランスに作用するケースが多く、そのため多様な症状を引き起こします。

一見バラバラでつながりがないように見えますが、免疫と炎症に着目すると、すべてがつながっているのがわかります。

後遺症における心の問題も、その一つではないかと考えられます。

図表3−2　炎症性サイトカインの心への影響

Step 1

肉体的活動や精神的活動の負荷で
細胞から老廃物が排出される

↓

Step 2

老廃物がたまってくると、
そのことが引き金になって
ファティーグ・ファクター（FF）と
呼ばれる物質が体内で産生される

↓

Step 3

FFがたまったことを
脳に伝える伝達物質として
炎症性サイトカインが大量に産生される

↓

Step 4

脳が疲れを感じる

↓

Step 5

意欲や積極性が失われる

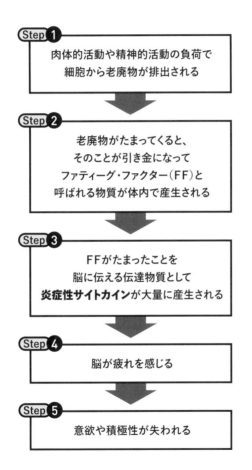

後遺症専門の病院はまだまだ少数派

医療を巡る事情は各国で大きく異なるため、2021年7月時点における日本の事情をかいつまんで解説します。

日本では国民皆保険制度が導入されており、一定水準以上の医療を誰でも小さな負担で受けることができます。医療技術も優れており、各分野で先進的な治療法が取り入れられています。

ただ、そんな日本国内でも、新型コロナウイルス感染症（COVID-19）への対応はこれまで後手を踏んできました。2020年末から始まった第3波では、病床の確保が間に合わず、必要な治療を受けられずに亡くなる方もいました。

ワクチンの接種も先進各国の中では早いとはいえません。

後遺症についても同じく、対応は進んでいません。

新型コロナウイルス（SARS-CoV-2）の感染者については受け入れて治療する病院が設定されていますが、体内からウイルスが消えた後については専門的に受け入れてくれる病院がまだほとんど見当たりません。

そのため、かかりつけの病院で診てもらうことしかできず、「体の中にウイルスはいないので、疲れを感じるのは気のせいです」などと決めつけられてしまうケースも多いと報じられています。

症状の詳細や原因がはっきりしない中、医師の側もどんな治療をすればいいのか、判断できないのが現状でしょう。

新型コロナウイルス感染症（COVID-19）の患者が増えれば後遺症に苦しむ人も増えるので、今後は後遺症に効く治療方法がますます強く求められるはずです。

第4章

重症化と後遺症を避ければ、新型コロナウイルス感染症（COVID-19）は「ただの風邪」になる

100年前のスペイン風邪は3年で収束

多くの人が今、いちばん気になっているのは「コロナ禍がいったい、いつまで続くのか」ということでしょう。

日本を含む多くの国では、患者数が一定以上に増えると、外出の制限や店舗の閉鎖、イベントの中止など、いわゆる自粛やロックダウンが行われてきました。

患者数が減ると緩和し、増えると制限することを繰り返し、壊滅的な医療崩壊に至らないように管理してきたのです。

それに伴う不具合が起きる中、世界中の人が危惧しているのは「いったい、いつまで続くのか？」「終わりはいつ、どんな形でやってくるのか？」ということでしょう。

実はこの問いに対する答えは、歴史の中にあります。

もっとも参考になるのは100年前に流行したスペイン風邪でしょう。感染が始まったのはアメリカのカンザス州にある陸軍の施設だったとされています。

第一次世界大戦に参戦したアメリカが、ウイルスに感染していた兵士をヨーロッパ大陸に送ったことから、世界中に感染が広がりました。

最終的に当時の世界人口の3分の1にあたる6億人が感染し、死亡者数は2000万〜4000万人にのぼったとされています。

日本でも1918年に流行が始まり、2年間で3回にわたる大流行を起こした後、ようやく収束しました。国内の患者数は2380万人、死亡者数は39万人とされています。

当時の人口は5596万人ですから、総人口の4割以上が患者になったわけです。

ここで気をつけたいのが「患者数＝感染者数」ではない、ということです。感染しても目立った症状がなかったり軽かったりした人の多くは、病院に足を運んでいないでしょう。

また、当時は抗体検査もなかったので、市中で普通に暮らす感染者がどのくらいいるか、統計を取ることもできませんでした。

ですから、患者数が人口の4割に達した時点で、感染者数はそれよりはるかに多かっただろう、と推測できます。

つまり、3年のうちに大半の人が感染したことで、「中和抗体」と呼ばれる細胞を防御してくれる抗体を持つようになったので、スペイン風邪の流行は収束したのです。

「集団免疫」獲得の速度はスペイン風邪よりかなり遅い

社会を構成する人の多くが免疫を持つことを「集団免疫」といいます。たとえ、Aさんが感染力の強いウイルス性の疾病《しっぺい》を発症したとしても、周りにいるBさん、Cさん、Dさんがみな抗体を持っていたら、感染はそれ以上広がりません。

Aさんが治癒すれば、ウイルスはいなくなってしまうのです。

100年前に発生したスペイン風邪の大流行では、この「集団免疫」が実現されたため、わずか3年という短い時間で収束したと考えられます。

簡単に言えば、多くの人がスペイン風邪にかかって中和抗体を持つようになったので、それ以上の感染拡大がなくなったのです。

今回の新型コロナウイルス（SARS-CoV-2）についても、社会が目指すゴールはこの「集団免疫」の獲得です。

免疫を持つ人がどのくらいの割合になればいいのか、という数字についてはいくつかの説がありますが、6割程度の人が抗体を持つようになれば、大規模な感染は収束する、と

図表4－1　集団免疫による感染収束のイメージ

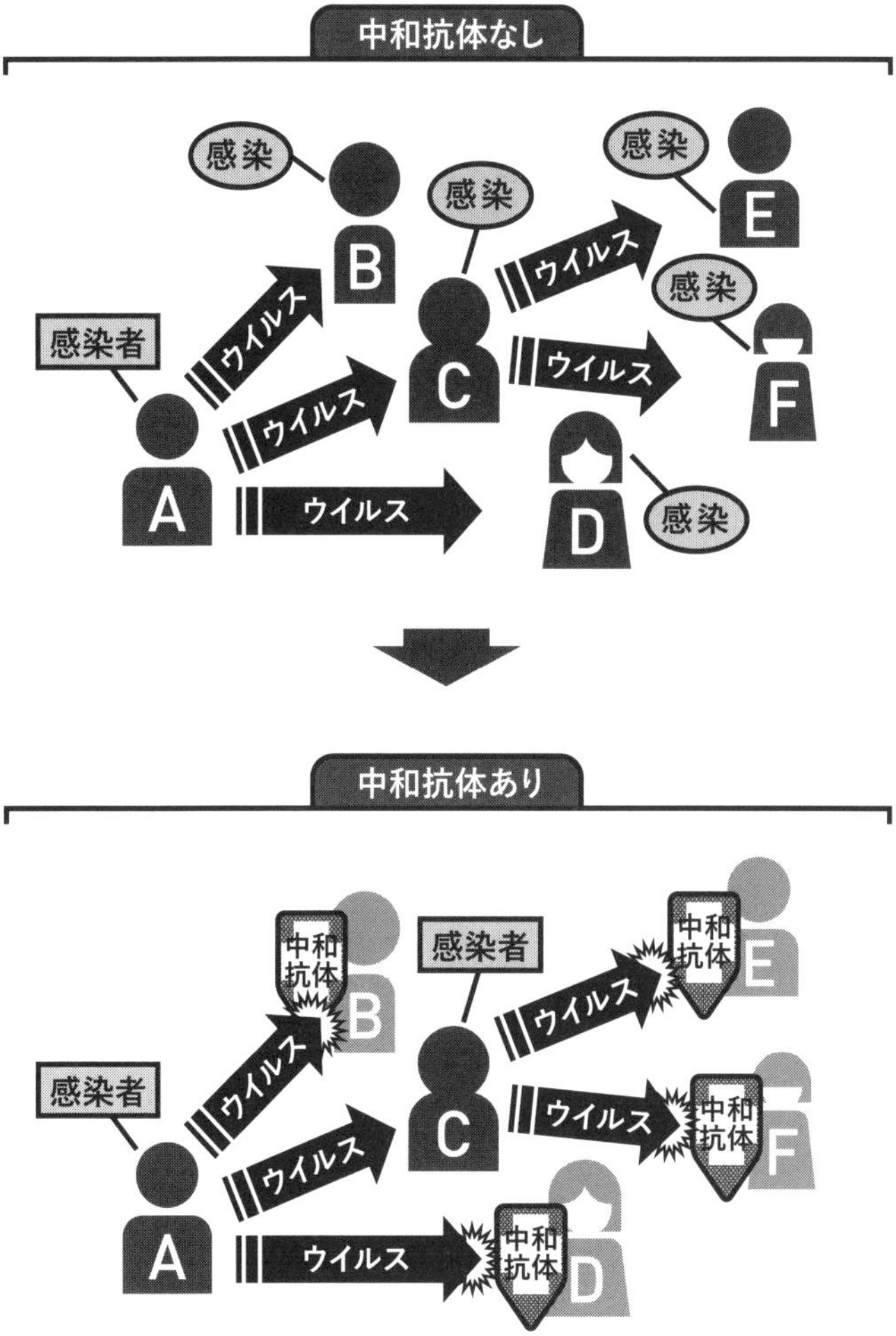

いうのが一般的な説です。

ただし、100年前のスペイン風邪とは異なり、今回は3年程度の短い期間で「集団免疫」を実現するのは難しいと思われます。

厚生労働省が行っている抗体検査の結果を見ると、2020年12月時点の中和抗体陽性率は東京都0・91%、大阪府0・58%、愛知県0・54%となっています。人が密集して暮らす大都市圏でも1%にも達していないのです。

テレビや新聞は連日、新型コロナウイルス感染症（COVID-19）の危険性を報じていますが、この割合によると、実際にはかなりしっかりと感染拡大が抑え込まれていると考えてよさそうです。

背景にあるのはやはり、日本人の国民性でしょう。マスク着用や手洗い、消毒といった感染予防策を集団で徹底できるのは日本人の強みです。

行政府によるコントロールもあり、医療崩壊しないよう感染爆発をなんとか食い止めてきたことで、「集団免疫」の実現が遅くなるのは痛し痒《かゆ》しといったところです。

感染拡大がこのペースで進むなら、感染によって中和抗体の保有率が6割を超えるのはかなり先の話になってしまいます。

自然に任せる政策は失敗に終わる

中和抗体を持つ人が増えて一定の割合を超えれば感染が収束するのなら、むしろ規制や自粛を止めて自然に任せよう、という考え方もあります。

欧米では子供がおたふく風邪や水痘といった「早めに感染して中和抗体ができれば、後で感染するのを防げる病気」にかかると、あえて友だちを呼んで「感染パーティー」を開くことがあるそうです。

感染した子供からウイルスをもらい、中和抗体をつくるのが目的です。

同じような考え方からか、新型コロナウイルス（SARS-CoV-2）の感染拡大が始まったころ、自然に任せて集団免疫を実現しようとした国がいくつかありました。

もっとも過激だったのはスウェーデンで、規制や自粛はほとんど行わず、ウイルスが広がるのを放置しました。

その結果、同国では感染爆発が発生し、多数の方が亡くなってしまいました。人口あたりの死者数は近隣の北欧諸国に比べて最大で10倍にも達したので、国王が「私たちは失敗した」という談話を発表したほどです。

当然、自然任せの政策は中止され、会食の制限や高校の授業がオンライン化されるなどの対策を、遅ればせながら講じることになりました。

もし、日本で同じ政策をとったらどうなるでしょうか？

感染者が人口の7割超まで増えることになれば、死亡者数もそれに伴って増えます。現状の死亡率1％で計算しても、90万人程度が亡くなることになります。

実際にはこれほどまでの人が感染すれば医療が崩壊してしまうので、死亡率はもっと高くなるでしょう。多数の患者が病院に押しかけ、必要な治療を受けることができなくなれば、死亡者が100万人を上回ってもおかしくありません。

そうなれば、新型コロナウイルス感染症（COVID-19）以外の患者も迅速に治療を受けられなくなるため、重篤な病気を発症した人や事故に遭った人なども、どんどん亡くなってしまうでしょう。

2020年における国内の死者数は138万人です。その数が一気に2倍近くになる状況は耐えがたいものがあります。

経済的なダメージが大きいことから、批判も多い日本の緊急事態宣言ですが、医療崩壊を防いで死亡者数を抑えているのは事実です。

試行錯誤の結果、今、多くの国が日本と同じように規制と緩和を繰り返す政策をとり始めました。

医療が完全に崩壊しないようコントロールしながら、「集団免疫」の獲得を実現するのを待っていましたが、先進各国ではワクチン接種の普及により、ある程度の成果が見えてきました。

ただの風邪にするためには「中和抗体」が必要

中和抗体を持つことは、個人にとっても、新型コロナウイルス（SARS-CoV-2）感染からの解放を意味します。

体の中に中和抗体を備えるようになれば、新型コロナウイルス（SARS-CoV-2）に接しても発症したり重症化したりするリスクを大幅に引き下げられます。

前述のように、人に感染するコロナウイルスのうち4種類はほとんどの場合、咳や発熱、喉の痛みといったありふれた風邪の症状を引き起こすだけです。

多くの人が従来型のコロナウイルスについてはしっかりと機能する中和抗体を持っているため、感染しても大事には至りません。

ですから、「風邪を引かないよう外出時は常にマスクを着け、小まめに手洗い、消毒をし、3密を避ける」といった過剰な対策をせずに暮らしています。

新型コロナウイルス（SARS-CoV-2）もいずれは従来型のコロナウイルスと同じく、単なる風邪症状を起こすだけになるはずです。

繰り返しになりますが、今現在、新型コロナウイルス（SARS-CoV-2）と従来型コロナウイルスのいちばん大きな違いは、ヒトが中和抗体を持っているかどうかです。

ですから、その違いがなくなれば、危険性は従来型のコロナウイルスと同じになる、と考えられているのです。

アメリカ、エモリー大学の研究グループは新型コロナウイルス（SARS-CoV-2）のリスクが従来型のコロナウイルスと同じになるのに何年かかるかははっきりとはわからない、と発表しています。1年かもしれないし、10年かかることもあり得る、というのが同研究グループの見方です。

ただ、社会的に収束していなくても、自身が中和抗体を獲得して保てていれば、その人にとって新型コロナウイルス（SARS-CoV-2）は恐い病原体ではなくなります。

ですから個人にとってのゴールは「中和抗体の獲得」です。そのために、いちばん役立つのはワクチンなので、その効果と副作用について、真剣に情報を集める必要があります。

One Point

「自然免疫」と「獲得免疫」

免疫には大きく分けて「自然免疫」（生まれつき体に備わっている免疫）と「獲得免疫」（生まれた後に病原体に接したことで得た免疫）があります。

自然免疫は体内に侵入してくる病原体をいち早く見つけて排除します。免疫細胞の中でも主にマクロファージや好中球、といった食細胞（異物や病原体を貪食する細胞）やＮＫ細胞がこれにあたります。

とにかく素早く反応するのが自然免疫の役割なので、マクロファージや好中球は自身の正常な細胞にはない物質と出合うと、すぐに反応して活動を開始します。

風邪を引いたときに出る痰や、ケガをした部分が化膿《かのう》したときに出る膿《うみ》は異物と戦って死んだ食細胞の死骸です。

自然免疫が病原体に反応すると、その情報は樹状細胞《じゅじょうさいぼう》に伝わります。樹状細胞は病原体を取り込んで得た情報を、獲得免疫を司る細胞の一つ、ヘルパーT細胞に教えます。情報を得たヘルパーT細胞は、病原体を効率的に排除するため、キラーT細胞に病原体を攻撃するよう命令を下します。また、それと並行してB細胞に「異物に効く中和抗体をつくって」という指令を出すことで、徹底的に病原体をやっつけます。

なお、一度使った中和抗体はまた使うかもしれないので、体内に蓄えられます。採血をして抗体検査を行うことで、さまざまな病気の感染歴がわかるのはそのためです。

ある病原菌を退治するための中和抗体を持っている人はワクチンを打ったことがあるか、その病気に感染したことがあるかのどちらかです。

さらに、一度感染した病原体についてはメモリーB細胞が情報を記憶します。そのため、二度目以降の感染では素早く中和抗体を量産できるので、発症したり重症化したりしないよう抑えられるのです。

このように、自然免疫と獲得免疫にはそれぞれ役割があり、はたらき方がまったく違います。

火事にたとえるなら、自然免疫は現場に素早く駆け付けて、小さめの火が大きくならないよう抑える初期消火、獲得免疫は後からやってくる大型の消防車といったところです。それぞれ、得意な病原体があり、自然免疫は細菌の退治を得意とします。一方、獲得免疫が得意なのはウイルス退治です。

免疫はさまざまな方法で病原体を攻撃しますが、ウイルスに対する効果が強いのはB細胞がつくる抗体（中和抗体）による攻撃です。

抗体は「免疫グロブリン」と呼ばれるタンパク質の一種で、特定の異物とくっつくことで、異物の活性を抑えて除去します。

5つの種類があり、それぞれ役割が異なります。

①IgA抗体：喉や気管支などの呼吸器、小腸などの粘膜細胞に多い抗体です。粘膜細胞は病原体が体に侵入する際の最前線なので、感染予防においてIgA抗体は非常に大きな役割を担っています。

②IgM抗体：病原体に感染すると、最初につくられる抗体です。感染初期に病原体を抑える役割を担いますが、数週間でなくなっていきます。

③ IgG 抗体：数週間かけてゆっくりとつくられる抗体です。ウイルスや毒素などと結合して、感染を抑えたり無毒化したりします。5種類ある抗体の中でいちばん多く存在し、年単位で長く体の中にとどまります。

④ IgD 抗体：どのようにはたらいているのか、今のところ明らかになっていません。

⑤ IgE 抗体：アレルギー反応を引き起こす抗体です。肥満細胞に結合し、アレルギー症状を起こすヒスタミンを放出させます。

こんなふうに並べてみるとわかるとおり、獲得免疫でいちばん重要なはたらきをするのはIgG 抗体です。ワクチン接種も、このIgG 抗体をあらかじめ体内につくっておくことが目的です。

新型コロナウイルス（SARS-CoV-2）に感染してからIgG 抗体ができるまでには数週間単位の時間がかかります。その間にウイルスがどんどん増えてしまうと症状が悪化して重症化したり、最悪の場合には死に至ったりします。

ワクチンにより、体内にあらかじめ中和抗体が準備されていれば、感染初期からウイルスを効率よく退治できるので、発症したり重症化したりするのを高い確率で防げるので

図表4－2　自然免疫と獲得免疫のはたらきの違い

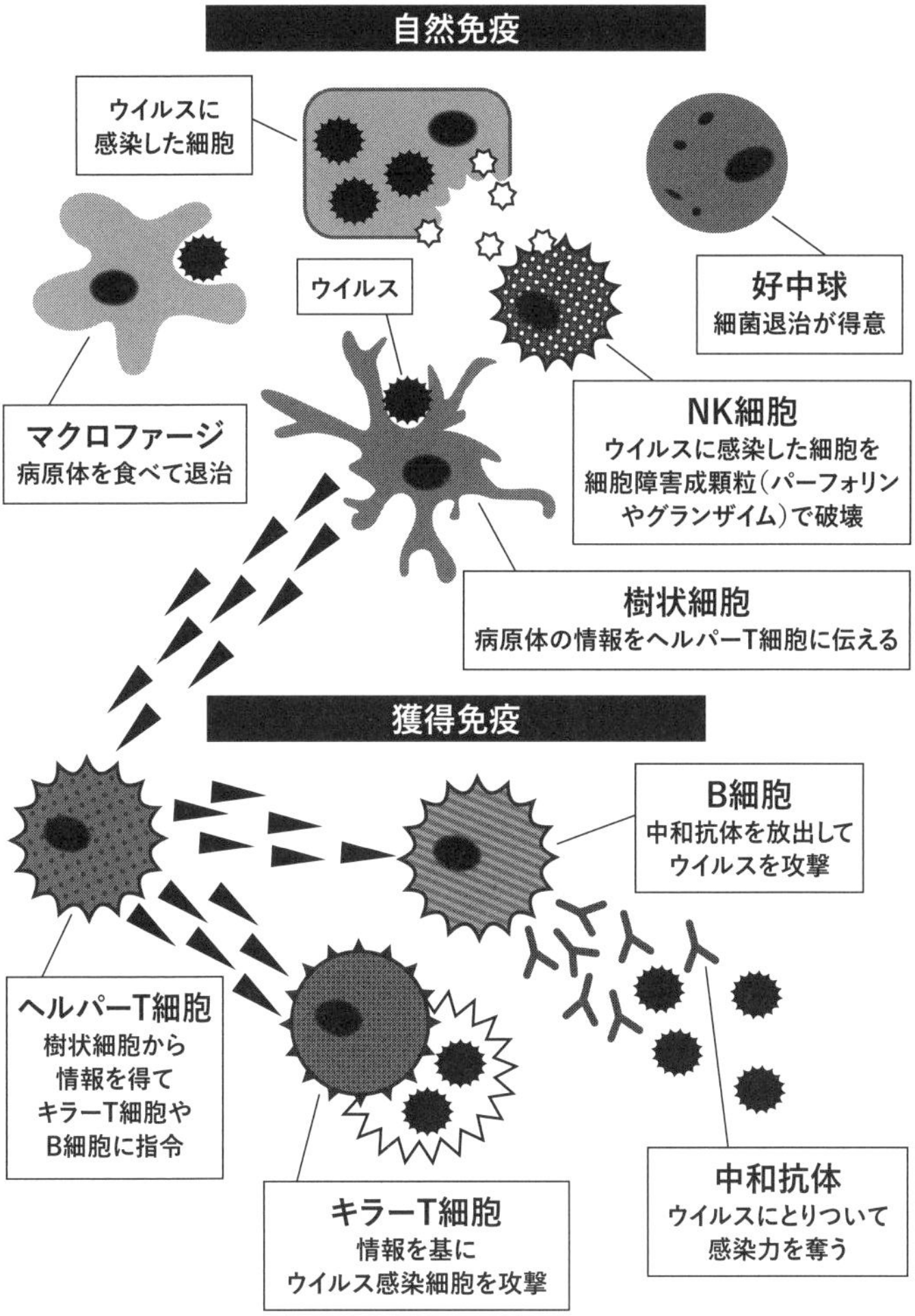

す。

ワクチン接種もしくは特効薬ができるまで重症化を抑える

スペイン風邪の時代と現代とではさまざまな違いがあります。

100年前に比べて世界は非常に狭くなりました。グローバル化が進んだことで国境を越えての移動が簡単になり、航空技術の進歩により短時間で世界のあちらこちらに行き来できるのは現代社会の特徴です。

その結果、たくさんの人が国境をまたいで移動するようになりました。新型コロナウイルス（SARS-CoV-2）が数カ月で欧米や南米、アフリカ大陸にまで広がったのは皮肉なことにそんな時代だからこそといえます。

その一方、医学も100年の間に長足の進歩を遂げました。

その象徴といえるのがコロナ禍の中、1年足らずで完成したワクチンでしょう。欧米の製薬会社だけでなく、ロシアや中国でもすでにワクチンが完成しており、世界中で接種が進められています。

医療従事者の中には治験の時間が短かったため、安全性を心配する人もいましたが、今のところ想定を超える副反応は報告されていないようです。

ワクチンが当初の予定どおりの効果を発揮すれば、極めて短い期間で新型コロナウイルス（SARS-CoV-2）を抑え込めるかもしれません。

ただ、イギリスやアメリカなど、ワクチン接種を急ピッチで進めた国でも、変異株による感染拡大は起きています。今、使われているワクチンがどの程度の効果をいつまで維持できるか、誰にもわかりません。

2回目の発症のほうが悪化する？　獲得免疫が機能しない恐れも

ここまで、新型コロナウイルス感染症（COVID-19）について、現在予想されている収束までのロードマップを解説してきましたが、実際にはそうならないケースも考えられます。

ロードマップでは、ウイルスに感染した人やワクチンを接種した人の獲得免疫が機能して、中和抗体が維持されることを前提としています。

感染したりワクチンを接種したりすれば中和抗体ができるのはもちろんですが、それが年単位で維持されないとその後の感染を防いで流行を抑えることができないからです。

ところが、新型コロナウイルス感染症（COVID-19）では、数カ月のうちに中和抗体がなくなってしまった、というケースが数多く報告されています。

スペインの国立疫学センターやイギリスのインペリアル・カレッジ・ロンドンなどが行った調査ではいずれも、3カ月という短期間で中和抗体を持つ人の割合が大幅に減る、という結果でした。

スペインで行われた「全国規模の血清疫学研究」によると、3カ月後も中和抗体を保有できていた人は最初の検査で陽性だった人のうち、わずか5％だったと報告されています。

同様の研究では重症者ほど中和抗体が維持される可能性が高いという傾向が見られているため、ワクチンによる中和抗体がどの程度保たれるのか、心配されるところです。

ただ、新型コロナウイルス（SARS-CoV-2）に効く中和抗体が消えても、その中和抗体をつくる仕組みは残りやすい、という研究結果もあります。

前述したとおり、中和抗体はヘルパーT細胞からの指令を受けてB細胞でつくられます。どんな中和抗体をつくればいいのかを記憶しているヘルパーT細胞は中和抗体が消えても残るので、二度目以降の感染では素早く中和抗体をつくれるというのです。

一からつくれば数週間かかる中和抗体ですが、ヘルパーT細胞が新型コロナウイルス（SARS-CoV-2）のことを記憶していれば、その時間を大幅に短縮できます。発症を防いだり、重症化を抑えたりできるかもしれませんが、現在のところはこの説が正しいかどうか、詳しい研究が待たれている段階です。

一方、一度感染したにもかかわらず数カ月後に再び感染した、という人もいます。中和抗体が消えてしまうのであれば、再感染が起きてもおかしくありませんが、気になるのは再感染した人の中に、「2回目のほうが、症状がひどかった」と語る人がいることです。

この現象については「抗体依存性感染増強」のせいではないか、という説があります。簡単に言うと、悪い抗体を持っているせいで起きる感染症の悪化です。

悪い抗体が結びついたウイルスは通常、細胞の受容体に取り付けなくなるため感染力を失います。ところが、悪い抗体そのものには食細胞と結びつくはたらきがあるので、その機能を使って食細胞への感染が起きることがあります。そうなると、効率的に感染が進むので、最初の感染よりもひどい症状が現れるのです。

新型コロナウイルス（SARS-CoV-2）はヒトの免疫機能に作用する危険な病原体です。現時点では、中和抗体ができたとしてもどの程度維持されるのか、抗体には中和抗体である良い抗体もあれば、症状を悪化させる悪い抗体もあるので、抗体が感染や重症化を防ぐのに役立つのか、それとも悪化させる危険性が大きいのかなどについてはわかっていません。

ですから残念なことに「抗体ができたら大丈夫」とは言えないのです。

One Point

交差反応がはたらけば合致していなくても大丈夫？

免疫の要《かなめ》であるIgG抗体は主に、ウイルスが細胞の受容体に取り付くのを邪魔することで感染を防ぎます。

前述のとおり、新型コロナウイルス（SARS-CoV-2）は表面にあるスパイクタンパク質をヒトの細胞表面にあるＡＣＥ２という受容体とマッチさせて、細胞内への侵入を開始します。スパイクタンパク質というカギで、ＡＣＥ２というカギ穴を開けているのです。

抗体はその活動を抑えるため、感染が起きる前にスパイクタンパク質に取り付きます。ウイルスが持っているカギを無効化して細胞に侵入できないようにするのがIgG抗体の主なはたらきです。

中和抗体がそんなふうにはたらくためには形状（分子配列）が新型コロナウイルス（SARS-CoV-2）のスパイクタンパク質とピッタリ合っていなければなりません。ですから、中和抗体と病原体は通常、カギとカギ穴のような1対1の関係です。

Aウイルスに効く中和抗体がBウイルスにも同じように効く、ということはない、とされています。

ただし、免疫には「交差反応」と呼ばれる作用があります。

これは「合致していなくても、よく似ているウイルスにはある程度効く」という抗体の性質を示す言葉です。

Aウイルスに感染した際にできた中和抗体はBウイルスにはまったく効きませんが、Aウイルスによく似たCウイルスに対しては回復を早める効果を発揮することがあります。

これが「交差反応」です。

新型コロナウイルス感染症（COVID-19）についても、交差反応がはたらくのではないか、という説があります。

２０２１年11月時点で、新型コロナウイルス（SARS-CoV-2）にはいくつかの変異株が生まれ、世界中に広まっています。

「一度感染した人が再感染するのでは？」

「ワクチンが効かないのでは？」

そんなふうに心配する声が聞こえてきますが、交差反応が機能すれば、たとえ感染を完全に防げなくても、中和抗体を持っている人が重症化するリスクは抑えられるかもしれません。

新型コロナウイルス感染症（COVID-19）についてはまだまだわからないことが多く、交差反応がどの程度はたらくかも不明ですが、そんなふうに考えることはできます。

第5章

新型コロナウイルス感染症（COVID-19）後遺症改善のカギは活性酸素の無毒化にある

病気の9割は活性酸素に原因がある

ヒトが発症する病気の種類は何千、何万とあります。

糖尿病や高血圧症のような生活習慣病、それらが原因で起きることが多い脳卒中や心不全、自己免疫システムの異常が原因で起きる病気、そして新型コロナウイルス感染症（COVID-19）をはじめとする病原体による感染症……。

一見するとそれぞれ異なる原因があり、対処法もさまざまに思われますが、最近になって、病気の原因の9割は体内で発生する「ある物質」のせいだということがわかってきたのです。

その物質が「活性酸素」です。

酸素は人が生きるうえで必要不可欠な物質ですが、実は毒性が非常に強い物質でもあります。いろいろな物質と結びついて酸化し、ダメージを与える性質が酸素にはあるのです。

鉄のクギが錆《さ》びてしまったり、皮を剝いたりんごが茶色く変色してしまったりするのは酸素のせいです。

活性酸素はそんな酸素の中でも、特に他の物質に対する反応が強いものの総称です。ヒトの細胞も酸化させて細胞を壊したり、遺伝子情報を傷つけたりすることがあるのです。

そんな厄介な物質なので、できるだけ体内に存在してほしくないのですが、残念ながらなくすのは非常に困難です。人が活動すると、それに伴って必ず体内で発生してしまうからです。

さらには、ストレスによっても活性酸素は発生します。

誤解されることが多いのですが、ストレスは転勤・転職など環境の変化といった心理的なものだけではありません。暑い寒いや化学物質の影響や感染症など、心身にとって負担になることすべてがストレスです。

ヒトの体はそういったストレスにさらされると、大量の活性酸素を生み出します。

もともと、体内には活性酸素を抑える仕組みが備わっています。ですが、活性酸素があまりに多いと対応しきれなくなり、細胞の酸化が進みます。

その結果、体内ではさまざまな病気が発生し、進行してしまうのです。

新型コロナウイルス感染症（COVID-19）の後遺症についても、同じく活性酸素の影響が非常に大きいと考えられます。重症化の大きな要因である免疫反応において、活性酸素が大きな役割を果たしているからです。

活性酸素を無毒化できる物質とは

活性酸素をもっとも高い効率で無毒化できるのが水素です。水素を体内に取り入れれば、活性酸素がもたらす害を大きく軽減できるのです。

健康についての情報を集めている人なら、「水素が健康にいい」という情報をこれまであちらこちらで見聞きしたことがあると思います。

「水素水」は街中のコンビニでも購入できますし、水素風呂や水素吸入器など、いろいろな健康グッズがインターネット上などで販売されています。

試しに通販サイトのAmazonで「水素　健康」という用語検索をかけてみると、3000点以上の商品がヒットしました（2021年7月時点）。

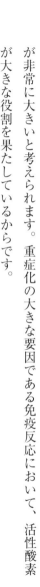

水素の持つ健康効果はそれだけ社会に広く認知されているのです。

私自身も、実はこれまで5年にわたり、水素の持つ健康効果について、さまざまな情報を集め、情報発信を行ってきました。免疫や炎症、血管に対する特別なはたらきをよく知っていたため、新型コロナウイルス感染症（COVID-19）が広がり始めた当初から、治療や症状の改善に使えるのではないか、と考えるようになりました。

ただし、医療の領域では想像でものごとを語れません。エビデンスなしに「効くはず」などと情報発信することはタブーなので、これまで控えてきました。

そんな中、エビデンスとなる優れた論文が発表されました。

水素は「H」という原子記号で表されます。

いろいろと面白い特徴を持つ元素で、宇宙で最初にできた物質も水素です。宇宙の始まりといわれるビッグバンの直後、何もない空間に初めて現れた物質が水素なのです。

水素はまた、宇宙でいちばん小さくて軽い物質ですし、宇宙でもっとも数が多い原子でもあります。

水素のことを理解するために、中学生のとき、理科の授業で教わったことを少しおさらいしてみましょう。

物質はすべて原子という粒子が集まってつくられています。その原子は電子と陽子、中性子でできており、それぞれの個数が違うことで、異なる原子になります。

図表5−1　水素の原子図

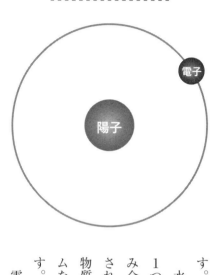

たとえば、電子6個、陽子6個、中性子6個なら炭素ですし、電子8個、陽子8個、中性子8個なら酸素といった具合です。

水素は図表5−1のように1つの陽子と1つの電子、といういちばんシンプルな組み合わせでできています。宇宙の始まりとされるビッグバンの直後、もっとも単純な物質である水素が誕生し、その後にヘリウムなど他の物質が次々に生まれたとされます。

電子1個、陽子1個という最小の構成なので、水素原子はこの世の中でいちばん小さな物質です。

あまりにも小さいので、ペットボトルな

どはすり抜けてしまいます。週刊誌で「水素水には水素がほとんど含まれていなかった」と報じられたことがありますが、大半は容器のせいで、抜け出てしまっていたのです。

前述のように、水素は宇宙一たくさんある物質でもあります。宇宙空間には何もない、といわれますが、実は非常に低い濃度で水素原子が漂っているのです。

地球上にも非常にたくさん存在しています。ただし、ほとんどの水素は化合物の一部になっています。

水素を含んでいる化合物にはさまざまなものがありますが、中でもいちばん身近なものは水です。水素原子2つと酸素原子1つが結びつくと水分子になります。

体や脳のエネルギー源になるブドウ糖は炭素原子と酸素原子6つずつに水素原子12個がくっついたもの。健康にいいとされるビタミンCは炭素原子と酸素原子6つずつに水素原子8つが結びついた化合物です。

地球上に存在する水素のほとんどはこのように化合物を形成しており、水素原子や水素分子として存在するものはまれです。

効果の度合いを左右する「還元力」の違い

地球上にほとんど存在しない水素原子や水素分子を利用するためには、化合物から水素を取り出す必要があります。

やり方はいくつかありますが、いちばん簡単なのは中学校で教わる水の電気分解──「電解方式」でしょう。電気の通りがよくなるようクエン酸等を溶かし入れた水の中に、プラスとマイナスの電極を沈めるやり方です。たったこれだけで、マイナスの電極側にプクプクと水素ガスの泡が発生します。とても簡単なので、ほとんどの水素発生器はこの方法を採用しています。

別の方法もあります。それが、「過熱蒸気還元法」です（第7章参照）。

水を分解するのは電解方式と同じですが、過熱蒸気還元法では電気ではなく熱エネルギーと触媒によって水素を産生します。

では、電気分解法と過熱蒸気還元法──二つのやり方で発生する水素に何か違いはあるのでしょうか？

図表5－2 酸化と還元の関係図

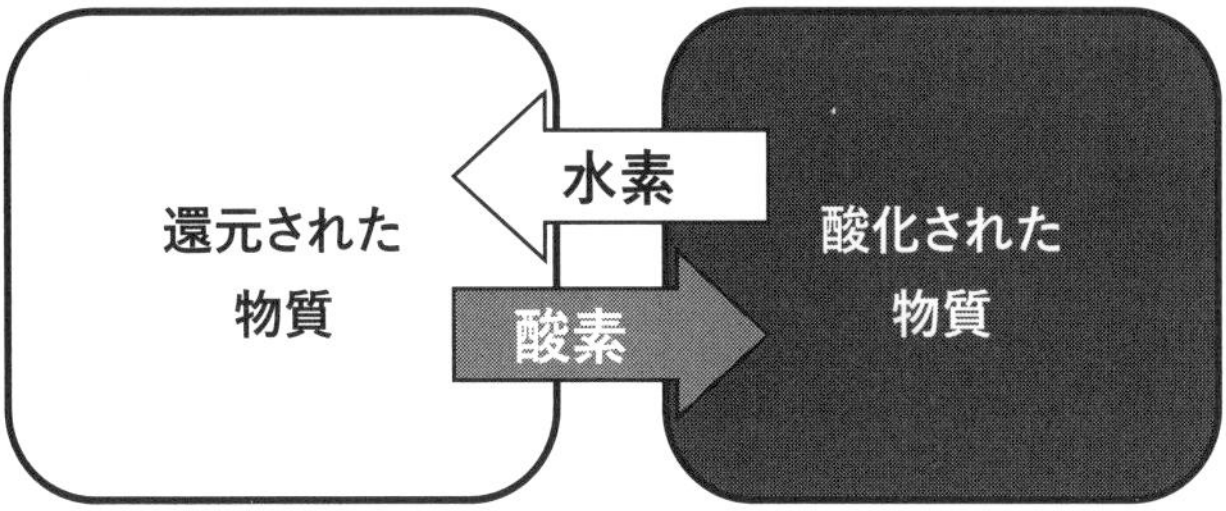

実はこれは答えるのがとても難しい質問です。水素は目に見えませんし、一瞬で状態を変えてしまうからです。

ただし、電解方式と過熱蒸気還元法のそれぞれのやり方で発生する水素には、科学的に証明されている大きな違いがあります。

それが「還元力」と呼ばれるものです。「還元力」というのは、酸化したものを元に戻す力です。

この力について説明する前に、酸化という現象のことを少し説明しておいたほうがよいかもしれません。

酸化というのは、ある物質が酸素と結びつくことをいいます。

酸素は人がエネルギーを生み出すのに欠かせない物質ですが、結びついた物質を劣化させるはたらきも持っています。

もっともわかりやすいのは錆《さび》でしょう。鉄が錆びると、茶色く変色してもろくなります。これは鉄が酸素と結びついて酸化鉄（錆）になることで起きる現象です。頑丈につくられた鋼鉄製のボルトも、錆びると簡単に折れてしまいます。

詳しくは後で解説しますが、ヒトの体も同じです。細胞が酸化すると、劣化したり変質したりするのです。

酸化には実はもう一つ、「水素を失う」という定義もあります。たとえば、温泉などで見かける硫黄《いおう》は地面の中から噴き出してくる硫化水素という物質が酸化したものです。空気中にある酸素が硫化水素から水素を奪うことで、硫黄ができるのです。

この「水素を奪う」化学反応も酸化と呼ばれます。

一方、「還元力」は酸化してしまった物質を元に戻す力です。酸素を取り除いたり、水素を与えたりすることで、酸化する前の状態に戻すことを「還元」といいます。

ヒトの細胞もきちんと還元できれば、健康な状態に戻せるのです。

水素は酸素と結びつく力が強いので、他の物質と結びついていた酸素と結合することで、酸化していた物質を「還元」できるのです。

特別に強い「還元力」を有するAFHの知られざる作用とは

水素には強い「還元力」があります。そして、活性が高い水素ほど、より大きな効果が期待できるということになります。

そして、水素の中には「特別に強い還元力を持つもの」が存在します。

同じ水素なのに、還元力に違いがあるとは、どういうことなのでしょうか？

この点について、詳しいことはまだ完全には証明されていませんが、還元力の強い水素には「活性状態の水素」が含まれていると考えられます。

次の章で紹介するロシアの研究者は、この活性状態の水素を「AFH（Active Formed Hydrogen）」と名付けています。

物質には安定した状態になりたがる性質があります。

安定した状態にはいろいろな定義がありますが、その一つが「いちばん外側の軌道を回る電子の数が偶数」というものです。

水素原子は前述したとおり、電子を1つしか持っていません。単独では不安定なので、原子同士、もしくは他の物質と結合して安定しようとする性質があります。

そのため、自然界にある水素のほとんどは、水素分子もしくはその他の化合物として存在するのです。

電解方式で水を分解した場合、発生する水素ガスはほとんどすべて水素分子です。電子を1つずつ持つ水素原子が結合してできた水素分子には電子が2個そろっており、安定性が高いため、酸素と結びつこうとする力もそれほど強くありません。

一方、過熱蒸気還元法でつくられる水素ガスにはAFHが高い割合で含まれている、と考えられます。

AFHの割合を直接的に測定するのは非常に困難ですが、還元力は比較的容易に測定できます。実際に、電気分解方式でつくられた水素と過熱蒸気還元法でつくられた水素の濃度や温度を同じにして比べると、後者のほうが圧倒的に還元力が強い、という結果が報告されています。

還元力に差が出る要素は他に見当たらないため、過熱蒸気還元法によって発生する水素ガスにはＡＦＨが多く含まれている、と考えることができます。

ＡＦＨがもたらす作用のいくつかについては、すでに九州保健福祉大学の池脇信直教授が実証しています。次項からはそのうちの３つを紹介します。

実験で証明されたＡＦＨの作用①：免疫を強化する

免疫の仕組みはとても複雑です。

第４章で解説したとおり、いろいろなはたらきを担うたくさんの細胞が連携することで成り立っており、適切に機能するのが不思議に思えるほどです。

そのため、ときどき問題も起きます。

病原体の侵入を見過ごすと体内で増殖してしまい、重い病気になってしまいます。見つけた病原体をきちんと攻撃して排除できないと、やはり病気になりますし、なかなか治りません。

免疫が強すぎても問題です。正常な細胞まで攻撃してしまうようになり、アレルギーや自己免疫性疾患を発症してしまいます。

新型コロナウイルス（SARS-CoV-2）の感染が心配される中では、感染を防いだり重症化を抑えたりするために免疫が十分に機能する必要がありますが、「ちょうどいい状態」を維持するのは簡単ではありません。

ＡＦＨには、そんな免疫のはたらきを適切に強化する作用があります。

図表５－３はＡＦＨを吸入する前後の唾液中のIgA抗体の量を調べた結果です。右はインフルエンザA香港型に対応するIgA抗体、左はインフルエンザＨ１Ｎ１型に対応するIgA抗体です。

15分間の吸入で、いずれのIgA抗体も唾液中に含まれる量が増えています。IgA抗体は鼻粘膜など、病原体に接触する機会がもっとも多い粘膜組織にたくさん存在する抗体です。いわば、病原体と戦う最前線で常に体を守るために頑張っている抗体といえます。

そのため、新型コロナウイルス（SARS-CoV-2）に感染したことがない人や、ワクチンを打っていない人のIgA抗体も一定の効果を持っていると考えられます。IgM抗体やIgG抗体は、接したことがあるウイルスに対してつくられる「特注品」なので、それ以外のウイルスにはあまり効きません。

図表5−3　IgA抗体量の変化

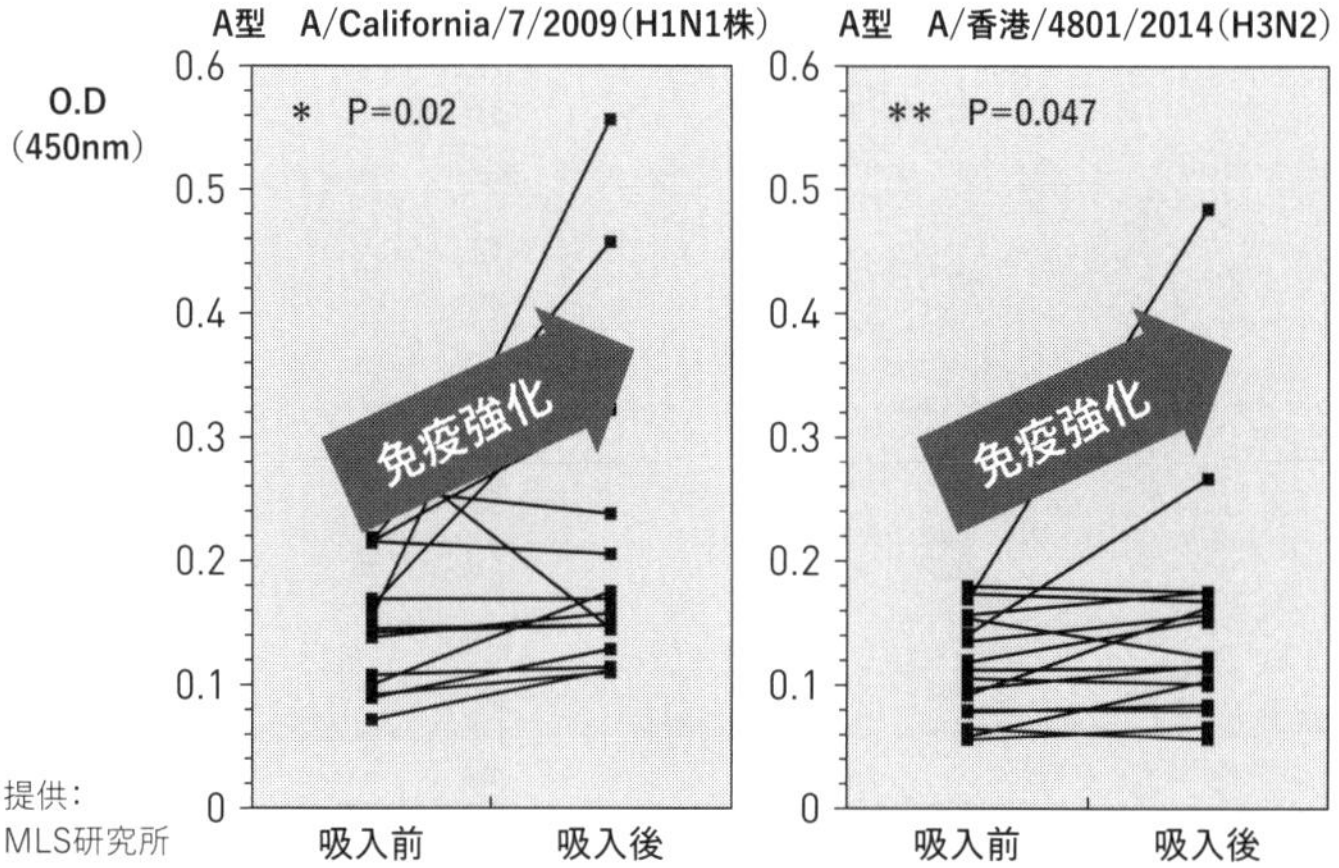

提供：
MLS研究所

一方、常に最前線でいろいろなウイルスと接しているIgA抗体には、初めて出合うウイルスに対しても、すぐさま効果を発揮することが求められます。そのため、似ているウイルスには反応し、対応できるのです。

ウイルスに対する感染予防を考えるうえで、いちばん大切な抗体といえます。

同じく池脇信直教授の行った実験ではAFHを吸入することで、炎症性サイトカインの一種で、免疫反応に関係するIL-1βという物質の量が変化することもわかっています。

AFHがなぜ、どのような仕組みで免疫に作用するのか、詳しいことはまだ明らかになっていません。

ただ、これまでにわかっている結果からは、新型コロナウイルス（SARS-CoV-2）を含むウイルス感染にヒトの体が対抗するのを支援してくれるはたらきがあるものと期待できます。

実験で証明されたＡＦＨの作用②：体内で起きている炎症を抑える

体内に有害な何かがあると、その部分が赤く腫れて痛んだり、熱を持ったりすることがあります。これが炎症です。

不快な症状ですが、実は体を守るために必要な反応の一つです。

炎症が起きることで、体はその部分に排除しなければいけない病原体や有害物質などがあることを認識し、素早く取り除くためにいろいろな反応を促します。

たとえば、患部が赤く腫れるのは、周辺の血流量を増やすために血管が拡張するせいです。また、炎症反応が起きることで、免疫細胞が問題のある部位に集まり、活発に活動するようになります。

病原体を退治したり、病原体に感染した細胞や有毒物質を貪食したりするはたらきが活性化され、健康を取り戻すことができるのです。

炎症のきっかけになるのは主に細菌、ウイルスによる感染や細胞の損傷です。細菌やウイルスが持つ特別な物質や、壊れた細胞から出る物質を感知した免疫系の細胞が炎症性サイトカインをつくり、分泌します。

この炎症性サイトカインが他の免疫細胞を含むいろいろな細胞にはたらきかけることで、炎症反応が起きるのです。

このように、炎症は体にとって必要なはたらきの一つですが、過剰になると問題が発生します。前述したように、免疫細胞が暴走し始め、細胞が傷つくことで、さらに炎症性サイトカインが分泌される、という悪循環——サイトカインストームを引き起こすことがあるのです。

炎症性サイトカインにはさらに、血栓をつくるはたらきもあります。新型コロナウイルス感染症（COVID-19）では、サイトカインストームを引き起こした患者の全身に血栓ができてしまうことで、重症化するケースが少なくありません。

脳や心臓、肺など、重要な臓器で血栓ができると、生命に関わります。

新型コロナウイルス感染症（COVID-19）によるサイトカインストームは、もともと炎症を抱えている人ほどよく起きます。体内にすでに炎症性サイトカインがあると、感染により過剰になりやすいのです。

「傷口が腫れたり、感染症で発熱したりといった症状がないので大丈夫」と考えるのは危険です。

炎症の中には慢性化して、体内に潜んでいるものも少なくないからです。

糖尿病の人などは血液に含まれる糖分のせいで、普段から細胞がダメージを受けており、「小さな炎症を体のあちらこちらにいつも抱えている」というケースがよく見られます。

そんな中で新型コロナウイルス（SARS-CoV-2）に感染すると、健康な人に比べ、かなり高い割合でサイトカインストームが起きてしまうのです。

ＡＦＨには炎症を抑える効果があることが、国内外の複数の研究で証明されています。

たとえば池脇信直教授の研究ではＡＦＨを90分間吸入することで、炎症に関係する二つの物質が血液中から大幅に減る様子が観察されました。

sCD62EとsCD62Lはどちらも炎症と関係が深い物質で、基本的には炎症の程度がひど

図表5－4　AFH吸入により炎症関連物質が減少する様子

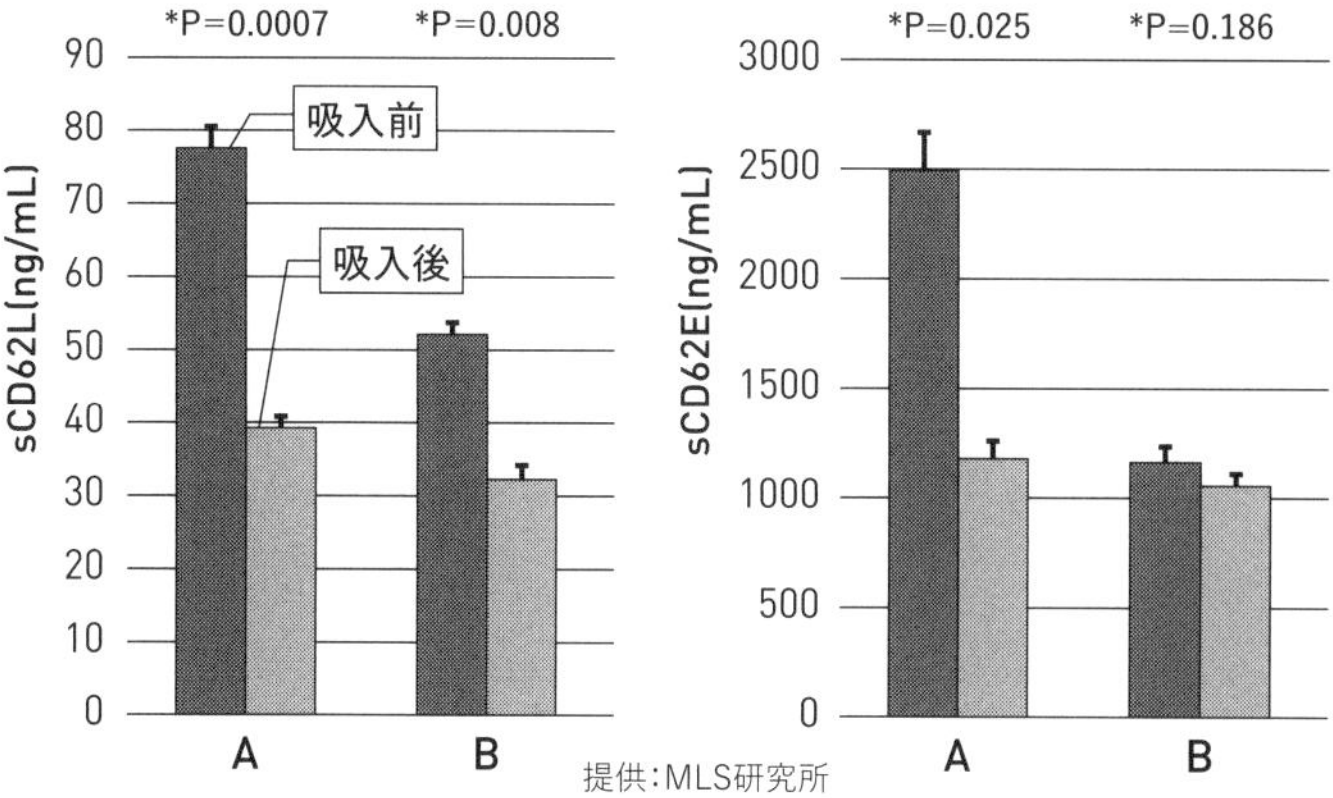

提供：MLS研究所

いほどたくさん検出されます。

図表5－4に示したとおり、AFHを吸入することで、二つの物質は明らかに減少しています。

池脇教授はAFHが炎症に与える影響について、別の実験も行っています。

この実験では培養した血管内皮細胞に過熱蒸気還元法により発生した気体を培養液に注入後、細胞に添加し、mRNA（DNAの遺伝子情報を転写し、タンパク質の合成を行うRNA。通常は寿命が非常に短い）がどのように変化するかをPCR法で確認しました。

その結果、わかったのはAFHに触れることで、代表的な炎症性サイトカインであるIL-6の産生に関係するmRNAの発現が45％も抑えられる、という事実です。

mRNAが抑えられれば、炎症の重症化につながる物質の産生が減少します。AFHを体内に取り入れることで炎症がひどくなるのを抑えられる、と考えてよいでしょう。

AFHの吸入が炎症に与える影響については、中国にある北京協和病院でも臨床研究が行われました。同国では大気汚染のせいで、呼吸器系の疾患を持つ人が急増しています。そのため、北京協和病院で研究の対象となったのは喘息とCOPD（慢性閉塞性肺疾患）の患者に対する効果でした。

臨床研究の結果、炎症の度合いが進行すると増加するMCP-1と炎症性サイトカインの一つであるIL-6の減少が確認されました。

AFHを一度吸入しただけで、いずれの物質もしっかり減少したのです。

新型コロナウイルス感染症（COVID-19）はこれまで解説してきたとおり、炎症が大きなダメージを与える病気なので、短時間で効果的に炎症を抑えることができれば、重症化予防や後遺症の軽減につながると考えられます。

図表5−5　血管（動脈）の断面

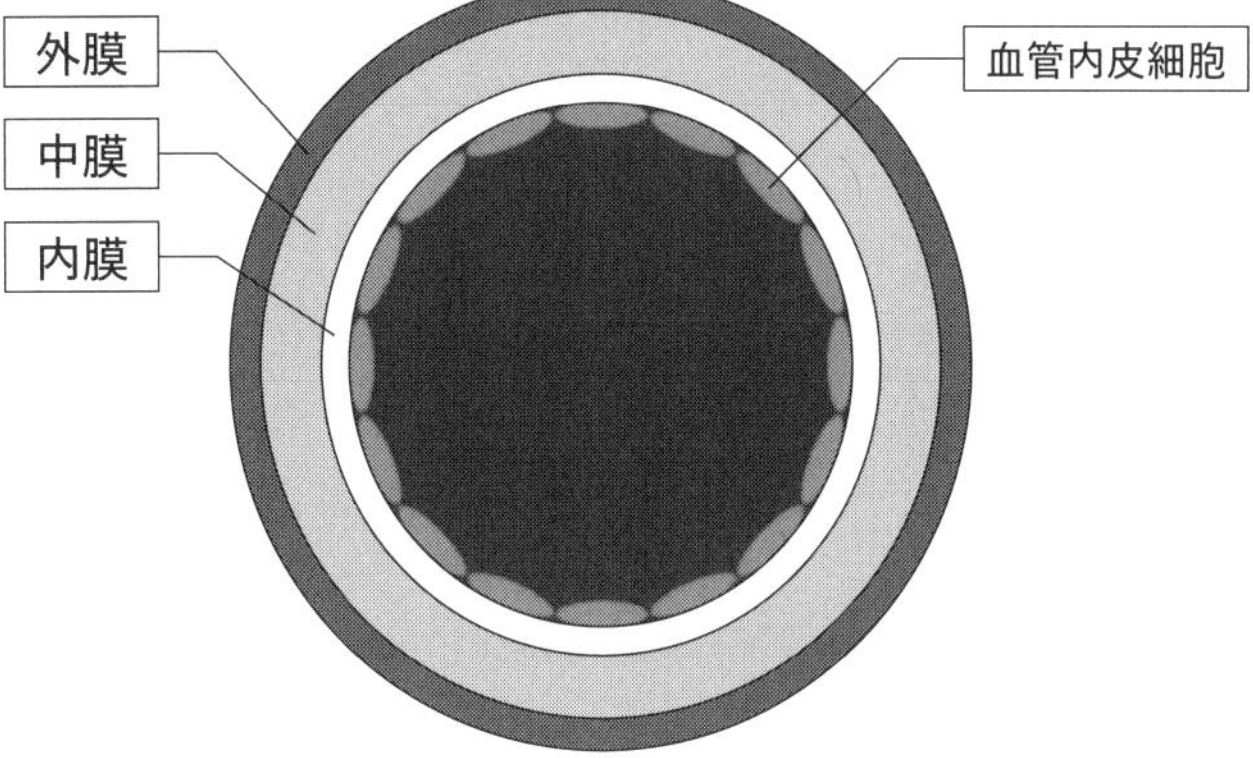

実験で証明されたＡＦＨの作用③：血管を若返らせる

ＡＦＨが持つ不思議な作用の一つに血管の若返りがあります。

これまで何度か解説したとおり、新型コロナウイルス（SARS-CoV-2）は血管の内皮細胞に感染します。ウイルスが持つカギに合うカギ穴——ＡＣＥ２（受容体）を、血管内皮細胞が持っているからです。

新型コロナウイルス感染症（COVID-19）になると、全身のあちらこちらでさまざまな症状が起きるのはそのためです。

血管はその名のとおり、血液が循環する

ための管《くだ》です。

ただし、ホースのような単なる管ではなく、外側から「外膜」「中膜」「内膜」そして「血管内皮細胞」という四層構造になっています。

太さは常に同じではなく、環境や状況に合わせて内径が変わります。

たとえば、寒いときには体表面や手先、足先などの血管が縮みます。これは体の深部の体温が下がるのを防ぐために起きる現象です。体内の臓器がちゃんと機能するためには温度を適切に維持する必要があるので、体の深部が冷えないよう、外気と接する部分の血流を抑えているのです。

緊張したときも同じく、血管は縮みます。「ピンチだ！」と脳が判断すると、出血を抑えるために血管の内径を細くするのです。

逆に、リラックスしているときは、血流をよくして体の回復を促すため、血管は拡張します。

こんなふうに、血管は収縮したり拡張したりすることで、環境や状況に合うよう血流をコントロールしています。

ところが、糖尿病や高血圧症、肥満といった生活習慣病になってしまうと、血管は一気に老化して硬くなり、うまく拡張したり縮んだりできなくなります。

さらには血管内皮細胞が傷ついてはがれ、そこに「プラーク」と呼ばれるコブ状の組織ができると、血管の一部が狭くなってしまいます。

このような経緯で動脈が硬くなったり狭くなったりする症状を「動脈硬化」と呼びます。

動脈硬化が進むと、狭まった部分に血栓が詰まりやすくなります。

血液の輸送ルートである血管が詰まるのは危険です。その先の組織に血液が流れにくくなるので、大切な組織が傷つき死んでいくことがあります。

心臓や脳など、重要な臓器でそんな問題が起きたら、命に関わります。

２０２０年の日本人の死因、第２位の心疾患、第４位の脳血管疾患は主に血管の老化によって起きる病気です。

血流が滞ると、免疫のバランスも崩れます。

免疫系のバランスを維持するためにはアクセルとして機能する物質と、ブレーキとして機能する物質が血流により体の隅々までしっかり届けられる必要があります。

血液がうまく流れなくなったら、アクセルとブレーキのバランスが崩れ、免疫がうまくはたらかなくなってしまうかもしれません。

その結果、炎症性サイトカインが過剰に分泌され、免疫系の暴走につながることもありえます。特に、暴走をあおるとされる新型コロナウイルス（SARS-CoV-2）に感染した場合には、そのリスクが増大してしまいます。

血管を若々しくしなやかに保つことは、健康を維持するうえでとても大切です。

ＡＦＨには血管内皮細胞が傷つくのを防いだり、血管を若返らせたりするはたらきがあります。

動脈硬化のきっかけとなる血管内皮細胞の損傷は、主に活性酸素のせいで起きます。細胞膜が酸化してもろくなってしまうのに加え、活性酸素によりネクローシス（細胞の壊死）やアポトーシス（細胞の自死）が発生するともいわれます。

ＡＦＨを吸入することで、活性酸素を無毒化できれば、血管内皮細胞が傷つくのを予防できます。

ＡＦＨにはさらに、血管内皮細胞の状態を安定させるはたらきがあることもわかっています。

血管内皮細胞同士や血管内皮細胞とその外側にある内膜との接着には「タイツー

図表5－6　アンギオポエチンの血管内皮細胞への影響

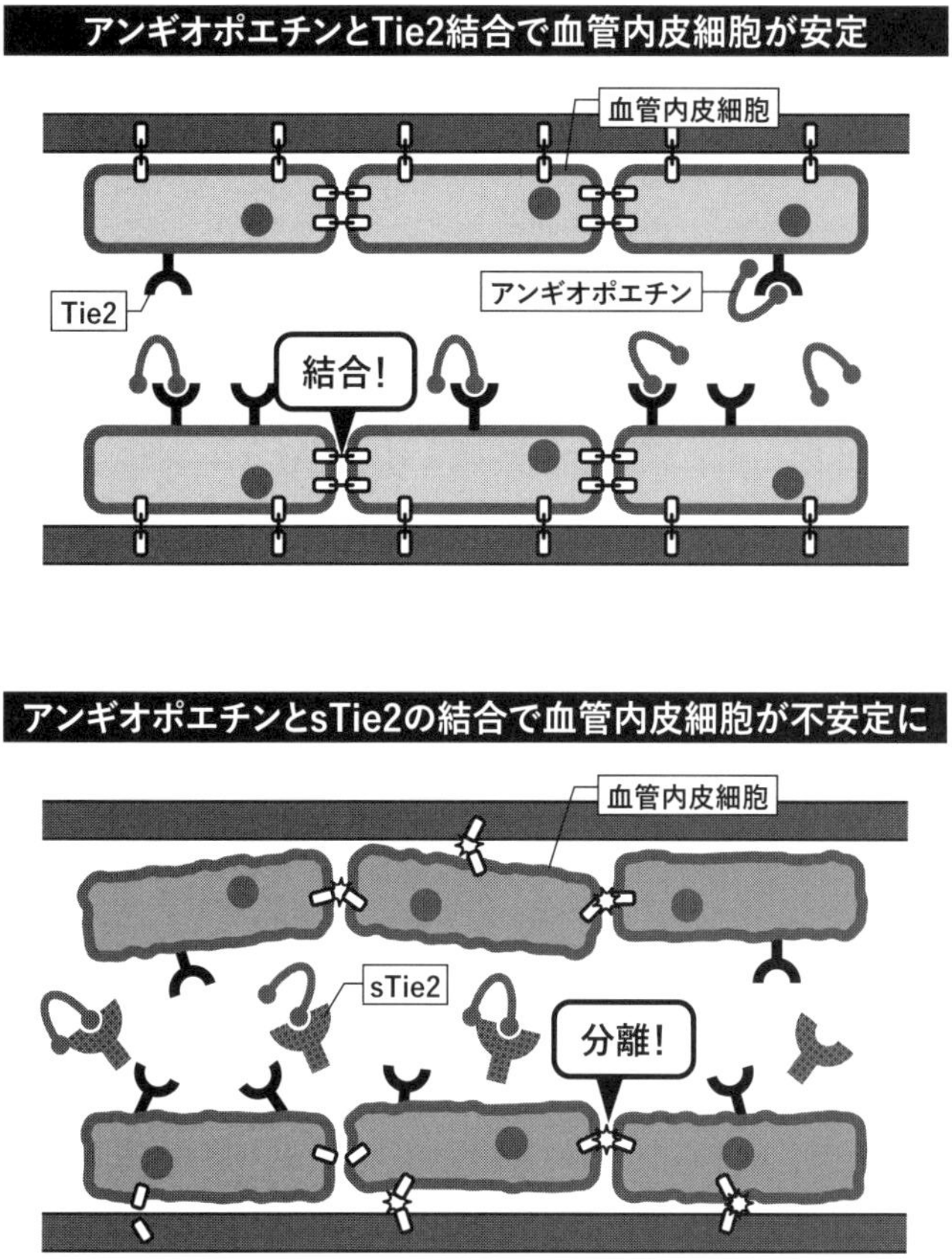

（Tie2）」という受容体とアンギオポエチンという物質が深く関わっています。

血管内皮細胞の表面に現れるTie2が図表5－6のようにアンギオポエチンという物質を受け取ると、血管内皮細胞同士や血管内皮細胞と内膜との接着が強まり、血管の状態が安定するのです。

血管内皮細胞の寿命は通常、100～1000日程度とされています。Tie2がアンギオポエチンと結合して刺激を受けることでこの寿命が長くなったり、炎症細胞が血管内皮細胞にくっつくのを抑えたり、といった効果が現れます。

一方、血管内に「可溶性Tie2（sTie2）」と呼ばれる物質が増えると、アンギオポエチンはそちらと結合してしまい、Tie2と結合する割合が低くなります。

そうなると、血管内皮細胞がはがれやすくなってしまい、血管の老化が一気に進みます。

AFHにはそんな血管の老化につながるsTie2を減らす効果があることがわかっています。

第6章

呼吸器学の世界的権威が立証。ＡＦＨで重症化・後遺症を防げる

２０２１年 著名なロシアの呼吸器専門医がＡＦＨの効果を検証

ここまで、新型コロナウイルス感染症（COVID-19）という病気の性質やＡＦＨの医学的な効果について、解説してきました。

この二つについて学んだとき、ごく自然に頭に浮かぶのは「新型コロナウイルス感染症（COVID-19）にＡＦＨの吸入が効くのではないか？」という可能性です。

国内でも早くからそのことを指摘する声はありました。ただ、日本では関連法規による規制が厳しく、臨床試験を行うのにたいへんな時間と手間がかかります。

そんな中、ＡＦＨに関心を示したのがロシアの研究者でした。

ロシアの前身である旧ソ連がアメリカと覇を競う大国だったことはよく知られています。国際政治におけるライバル関係が注目されましたが、科学技術力においても常にアメリカと肩を並べる存在でした。

ロシアとなった現在においてもその科学技術力は継承されており、２０００年以降も「科学の基盤」といえる物理学の分野でノーベル賞受賞者を４名輩出しています。

日本と比べてリスクをとって革新的な技術を積極的に取り入れる気風が強く、今回のコロナ禍についても、２０２１年春の時点ですでに3種類ものワクチンを開発し、認証をすませています。

技術力がありながら慎重な対応を重視するため、新しい発明を活かすのが遅い日本とは対照的な国です。

今回、新型コロナウイルス感染症（COVID-19）に対するＡＦＨの効果に関心を示したのは、そんなロシアでもっとも高名な呼吸器の専門医として知られるアレクサンダー・チュチャーリン教授[3]でした。世界的な健康博「ARAB HEALTH2020」でＡＦＨの存在を知ったというチュチャーリン教授は「後遺症の治療に使えるのではないか」と考えたと言います。

ロシアで大きな問題となっていた新型コロナウイルス感染症（COVID-19）の後遺症は、「酸化ストレスが大きな要因であり、もっとも効率よく抑えられるのはＡＦＨである」と考えられたためだと言います。

結論から先に書くと、臨床試験の結果を受けて、チュチャーリン教授を中心とする研究チームが出した結論は「新型コロナウイルス感染症（COVID-19）の後遺症に対して、Ａ

ＦＨの吸入には劇的な効果がある」というものでした（Ингаляционный водород в реабилитационной программе медицинских работников, перенесших COVID-19：COVID-19医療従事者を対象としたリハビリテーションプログラムにおける水素吸入について）。

3　**アレクサンダー・チュチャーリン教授**：世界的な呼吸器の専門家。モスクワ医科大学の名誉教授として、80歳を超えてなお医学の最前線で活躍。ソビエト連邦医学アカデミーの副会長を務めたほか、２００６年にはロシアで初めてとなる両肺移植を成功させたことでも知られる。

臨床試験に参加したのは医師や看護師など60人の医療関係者

臨床試験の目的は、新型コロナウイルス感染症（COVID-19）から回復した人の後遺症に対して、ＡＦＨの吸入がもたらす効果と安全性を研究することでした。

ロシアにおける臨床試験に参加したのは、モスクワにあるＤ・Ｄ・プレトニョフ州立臨床病院の医療関係者60人（医師や看護師その他）です。全員が新型コロナウイルス（SARS-CoV-2）に感染した後、ＰＣＲ検査で陰性と判定されています。

新型コロナウイルス感染症（COVID-19）の患者が非常に多いロシアでは医療関係者が感染したケースも多く、被験者の中には再感染を経験した人もいました。

その他にも、18歳以上であることや臨床試験開始の1カ月以上前における肺のＣＴ検査画像が存在すること、ユネスコ「生命倫理と人権に関する世界宣言」に基づくインフォームドコンセントを受けていることなどが、臨床試験参加の条件とされました。

その一方、酸素吸入など呼吸器系のサポートが必要な人や血圧が低すぎる人、脈拍が速すぎる人や遅すぎる人などは臨床試験の対象から外されました。

さらに、過去6カ月以内に脳卒中や心不全を発症した人、糖尿病をコントロールできていない人、妊娠している人や免疫系に作用する薬を使っている人、がんになったことがある人なども除外されています。

ＡＦＨの効果を検証するため、試験では参加者60人を30人ずつ二つのグループに分けました。

そのうえで、メイングループには標準的な治療を受けるのに加えてＡＦＨを吸入しても

図表6－1　臨床試験に参加した被験者のデータ

パラメーター	メイングループ（n=30）	コントロールグループ（n=30）
年齢	52,73[45-59,5]	51,32[36-70]
性別	5/25	4/26
医師	15	9
看護師	8	13
医療助手	4	5
事務員	3	3
感染後の期間（月）	7,14[1-8]	6,25[2-8]
BMI	30,55[27,2-47,5]	24,9[21,2-39,56]
心拍数	74,89[61-98]	75,55[91,7-128,4]
酸素飽和度	96,9[94-98]	97,1[95-98]

出典：「COVID-19に罹患した医療関係者のリハビリテーションプログラムにおける水素吸入」より

らい、コントロールグループには標準的な治療だけを受けてもらいました。

図表６－１はそれぞれのグループの情報です。

被験者には後遺症に苦しむ人も多く、試験開始前にとったアンケート調査では、次のような自覚症状が報告されました。

「少し動いただけで息切れしたり息苦しさを感じたりする」

「倦怠感や疲労感がある」

「不眠が続いている」

「食欲がない」

「歩くとすぐに疲れてしまう」

詳しくは後ほど解説しますが、ＡＦＨを吸入したメイングループでは、多くの人が

図表6－2　ロシアにおける肺の状態の分類

ロシアではCT画像に基づいて肺の状態を4段階で評価する

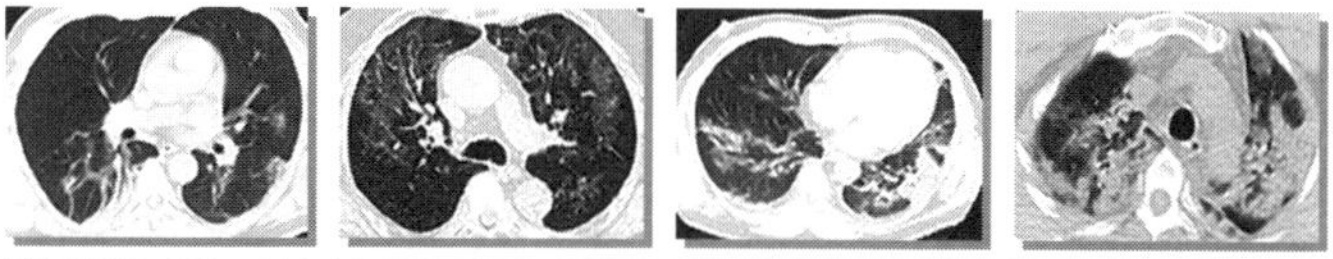

CT1	CT2	CT3	CT4
ダメージ：軽度	ダメージ：中度	ダメージ：重度	ダメージ：危機的
肺の実質が冒されている程度が25％未満	肺の実質が冒されている程度が50％未満	肺の実質が冒されている程度が75％未満	肺の実質が冒されている程度が75％超

「自覚症状が大幅に改善された」と語っていたといいます。そのため、臨床試験の期間が終了した後、ＡＦＨを吸入できなかったコントロールグループの人たちが「自分たちにも使わせてほしい！」と強く希望したそうです。

当初の計画にはない利用でしたが、最終的には被験者全員がＡＦＨを吸入し、後遺症が軽減されるのを実感したことが報告されています。

◆被験者に関するデータ①

肺の状態

ロシアでは図表6－2のように、肺のダメージをＣＴ画像に基づいて4段階で評価

図表6－3　CTで評価した急性期の肺障害の程度

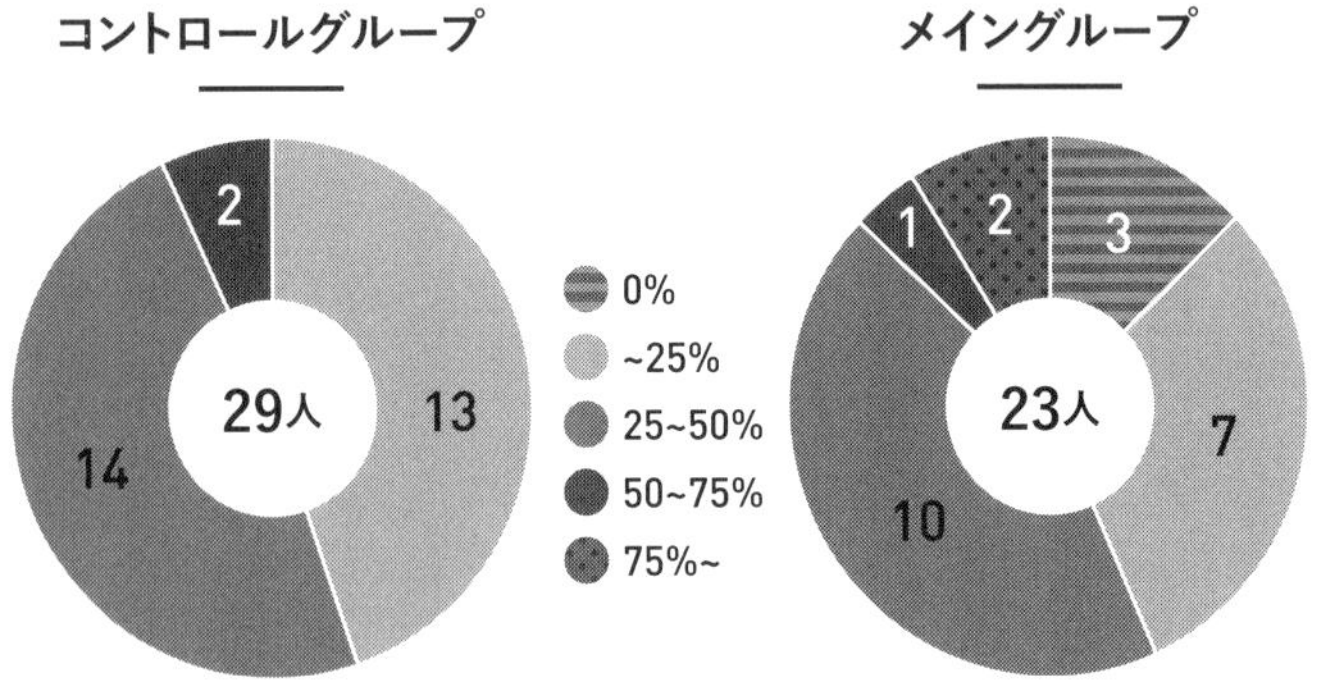

※諸事情によりリタイアした対象者あり

出典：「COVID-19に罹患した医療関係者のリハビリテーションプログラムにおける水素吸入」より

します。

もっとも軽度で、ダメージを受けている部位の割合が実質の25％未満のものがＣＴ1です。以降、50％未満＝ＣＴ2、75％未満＝ＣＴ3、75％超＝ＣＴ4と、評価のレベルが深刻になっていきます。

図表6－3は被験者が急性期（感染して症状が現れている時期）に受けた肺のダメージの評価の割合です。コントロールグループ、メイングループともにＣＴ1、ＣＴ2の患者が大半を占めていますが、メイングループには危機的とされるＣＴ4の患者も2人含まれます。

図表6-4　両グループの喫煙率

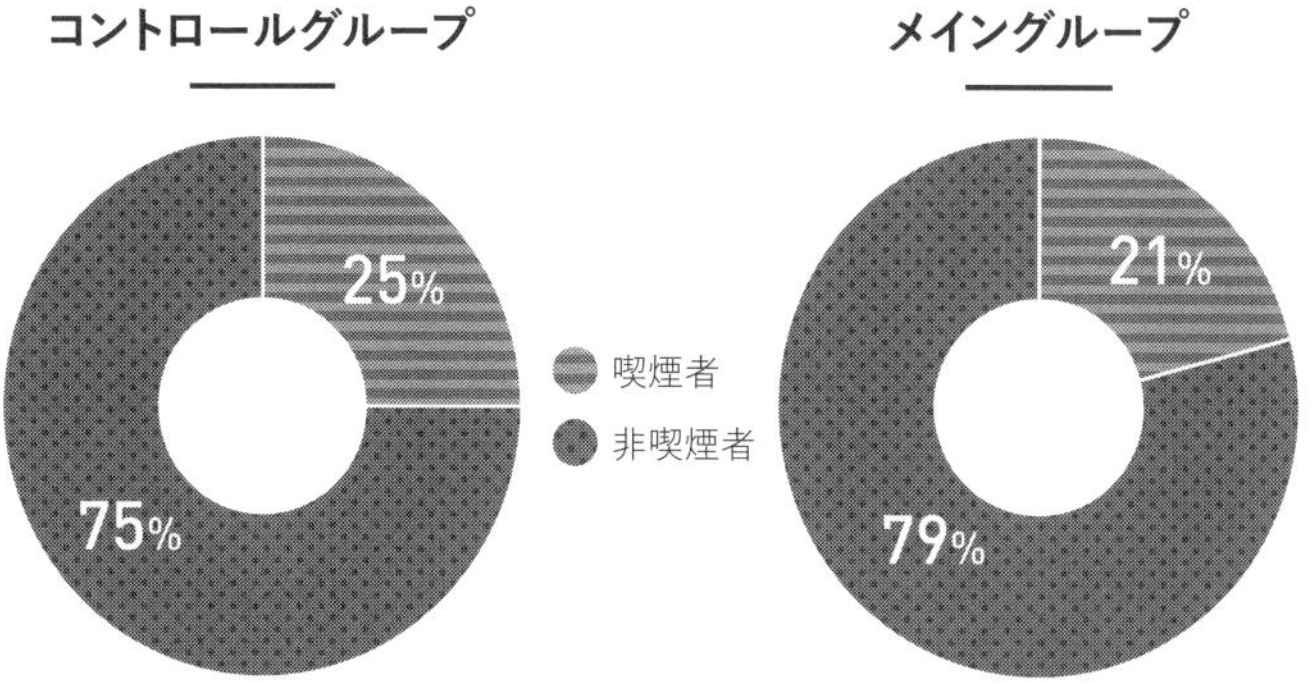

出典：「COVID-19に罹患した医療関係者のリハビリテーションプログラムにおける水素吸入」より

◆被験者に関するデータ②

喫煙習慣

喫煙習慣は呼吸器系をはじめ、全身の健康状態に大きな影響を及ぼします。

イギリスやドイツで行われた研究では、喫煙が新型コロナウイルス感染症（COVID-19）の重症化率や死亡率を押し上げる、と報告されています。

今回の臨床試験に参加した医療関係者の喫煙率はメイングループ21％、コントロールグループ25％でした。ＷＨＯの統計では、ロシアの人々の喫煙率は41・80％と報告されているので、同国の平均よりもかなり低かったことがうかがえます。

図表6−5　アレルギー疾患の病歴がある人の割合

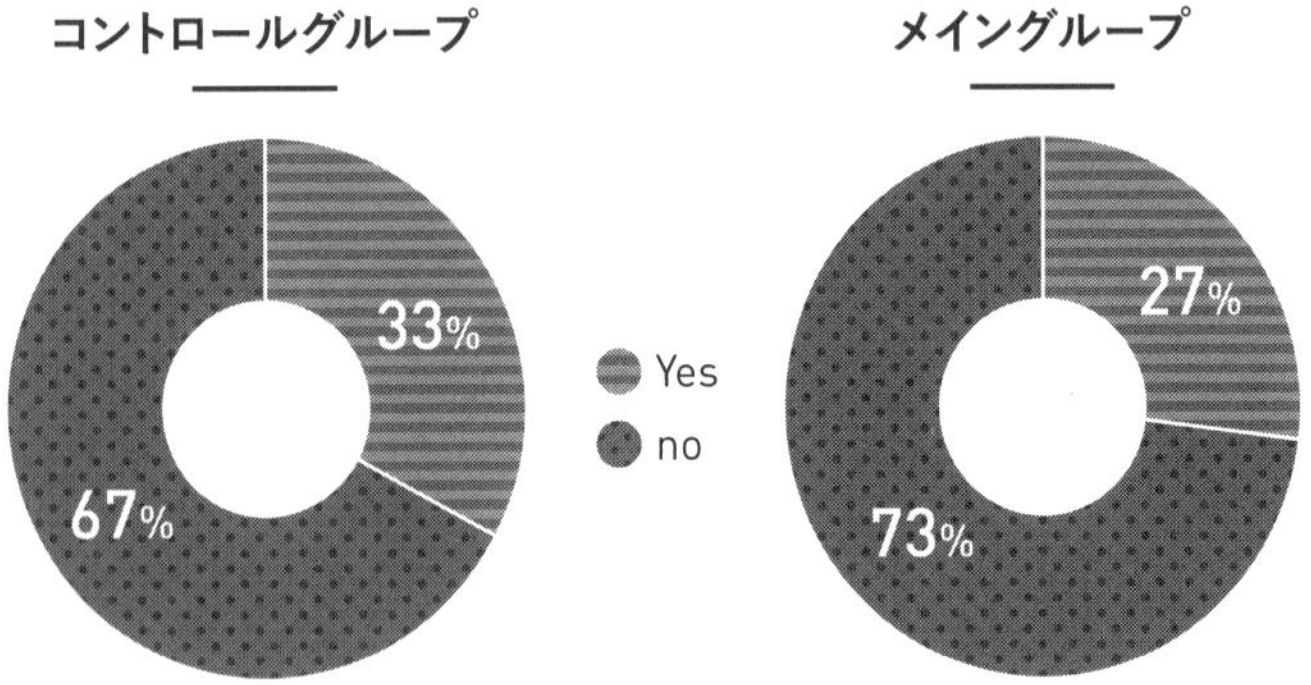

出典：「COVID-19に罹患した医療関係者のリハビリテーションプログラムにおける水素吸入」より

◆被験者に関するデータ③
アレルギー疾患の病歴

喘息やアトピー性皮膚炎、食物アレルギーなどのアレルギー疾患は免疫のバランスが崩れることで発症します。

新型コロナウイルス感染症（COVID-19）は免疫系に作用することにより、重症化したり後遺症が長引いたりする病気なので、アレルギー疾患の病歴がある人が感染した場合には、それ以外の人とは症状や経過に違いが現れる可能性があります。

ロシアで行われた臨床試験では被験者の約3割の人がアレルギー疾患の病歴がありました。

現状ではまだ、アレルギー疾患が症状を

図表6−6　呼吸器系慢性疾患の病歴がある人の割合

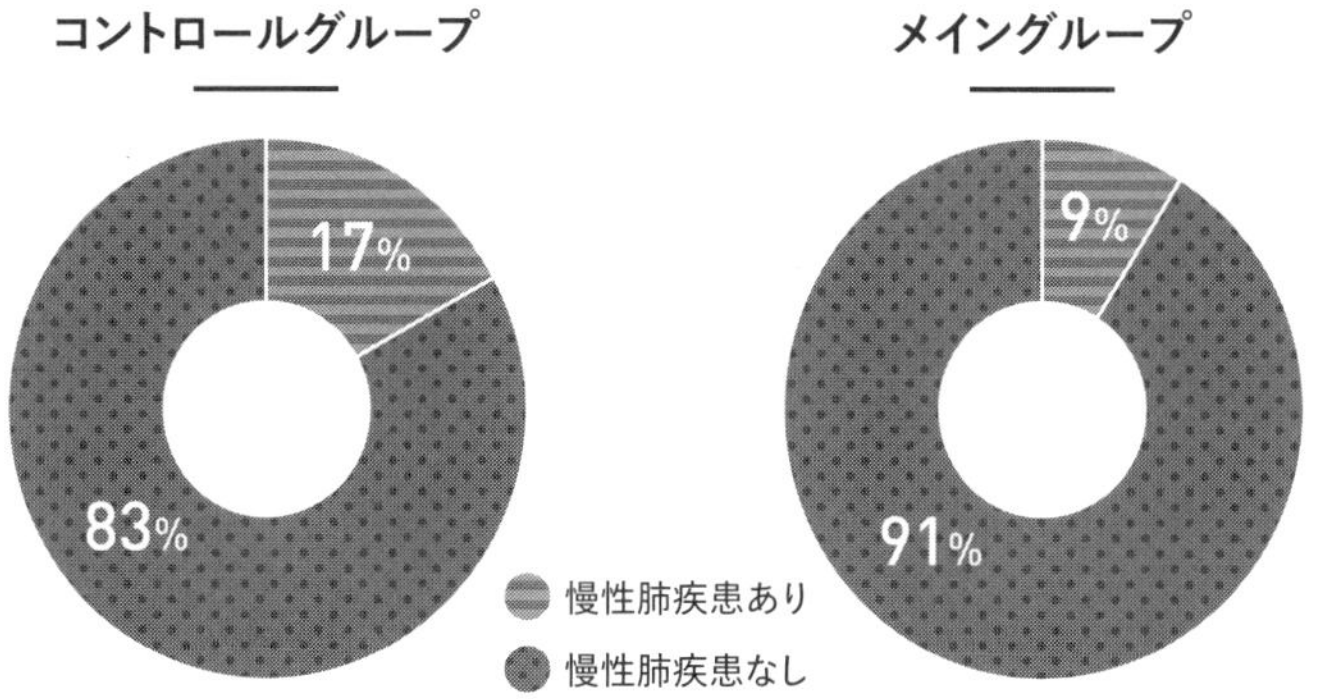

出典：「COVID-19に罹患した医療関係者のリハビリテーションプログラムにおける水素吸入」より

悪化させるのか、それとも抑えるのか、といった詳細はわかっていません。

喘息等のアレルギー疾患を持つ人は新型コロナウイルス感染症（COVID-19）に感染した場合、重症化しにくいという報告がある一方、厚生労働省が「重症化や死亡のリスクはアレルギー性疾患を持たない人と同程度」と発表しています。

◆被験者に関するデータ④ 慢性肺疾患の病歴

ＣＯＰＤ（慢性閉塞性肺疾患）など慢性肺系疾患を持つ人は新型コロナウイルス（SARS-CoV-2）に感染した場合、重症化しやすいことがわかっています。

今回行われた臨床試験の被験者ではメイングループに9%、コントロールグループには17%、慢性肺疾患の病歴がある人が含まれていました。

血液検査、肺の状態、運動能力等、10日経過後に69の項目を比較

臨床試験は10日間にわたり、モスクワにあるD・D・プレトニョフ州立臨床病院で行われました。この病院は入院病床1142床、スタッフ2000人以上を抱えるモスクワ最大の学際的医療機関の一つです。

試験開始にあたり、血液検査や肺の状態の検査、運動能力の測定など69の項目について被験者60人のデータが収集されました。

収集されたデータの主な項目は次のようなものです。

・心拍数など循環器系の指標
・酸素分圧など酸素の輸送に関する指標
・CRPなど全身の炎症マーカー
・ALTなど肝機能のマーカー

その後、試験の期間に設定された10日間、メイングループは各自が必要とする標準的な治療を受けたのに加え、ＡＦＨを毎日90分間吸入しました。

一方、ＡＦＨを吸入しないコントロールグループは標準治療のみを受けました。

試験終了後、初日と同じ69の項目について被験者のデータを集め、メイングループとコントロールグループでどのような違いが見られるか比較し、詳細な分析が行われました。

この臨床試験の目的をロシアの研究チームは次のように設定しました。

①後遺症を抱える人に対するＡＦＨの臨床的な効果を調査すること。

②粘膜免疫に対するＡＦＨの影響を調べること。

③血管内皮細胞のはたらきに対するＡＦＨの効果を調べること。

④リハビリ中の新型コロナウイルス感染症（COVID-19）患者のプロテオーム解析におけるＡＦＨの効果を検討すること。

⑤リハビリ中の新型コロナウイルス感染症（COVID-19）患者の酸化ストレスに対するＡＦＨの効果を調べること。

これらの目的を達成するのに必要な情報が69の項目から得られるよう、臨床試験は計画されており、ロシア内外の専門家から高く評価されました。

◆結果① 歩ける距離が大幅に伸びた

新型コロナウイルス感染症（COVID-19）の後遺症として大きな問題となっている症状に、息切れや息苦しさ、疲労感などがあります。こういった症状があると、ウォーキングなどの有酸素運動が大きな負荷になります。

後遺症に苦しむ人の中には「1階から2階に階段で上がれなくなった」などの症状を訴える人も珍しくありません。

そこで「被験者に6分間歩いてもらい、歩行距離と血液中の酸素飽和度（酸素と結合しているヘモグロビンの割合）を測定する」という試験がロシアで行われました。

その結果を示しているのが図表6－7です。まず、6分間に歩けた距離の平均が表示されていますが、一目見てわかるとおり、AFHを吸入したメイングループと吸入しなかったコントロールグループでは、10日後の歩行距離が大きく異なります。

試験初日の歩行距離はどちらのグループもほぼ同じですが、メイングループの人たちは

図表6－7　AFHの吸入の有無で比較した歩行距離と酸素飽和度

6分間の歩行テスト

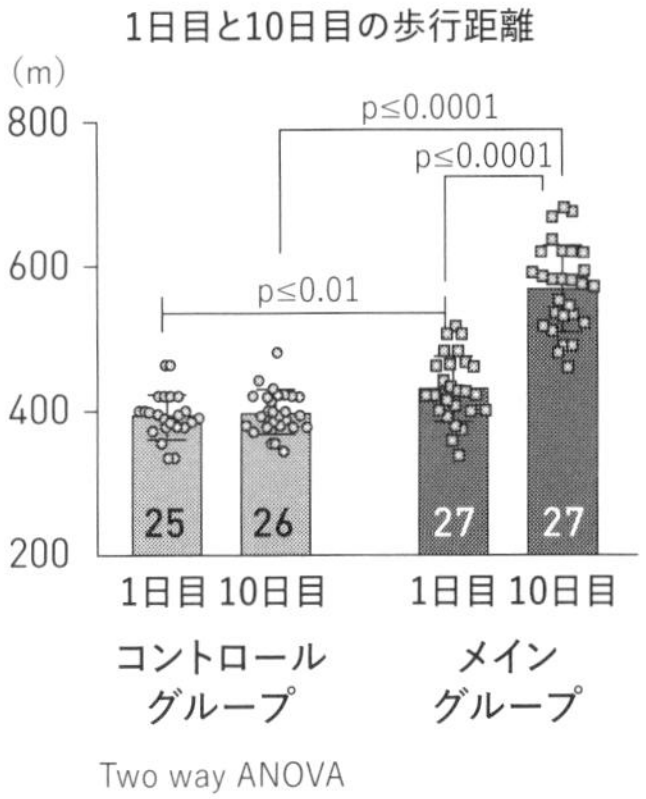

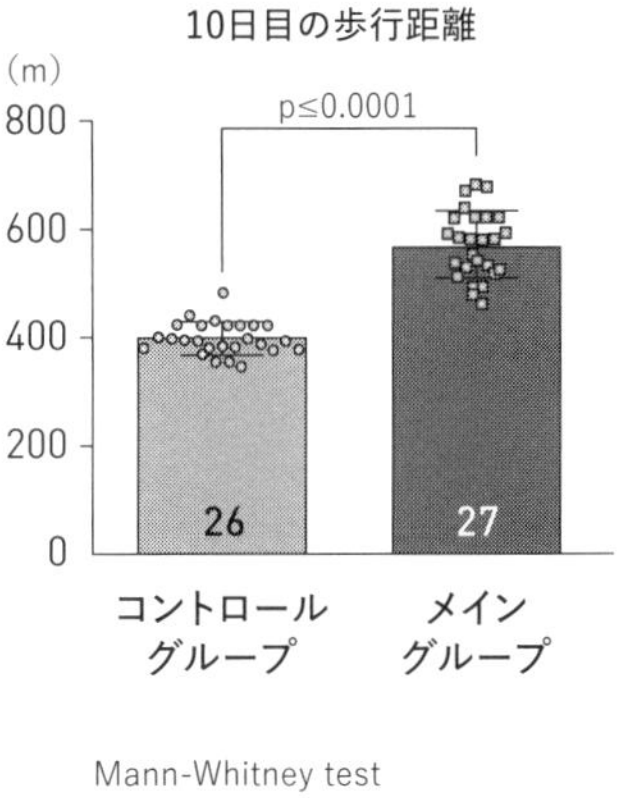

平常時および6分間歩行負荷試験時の酸素飽和度

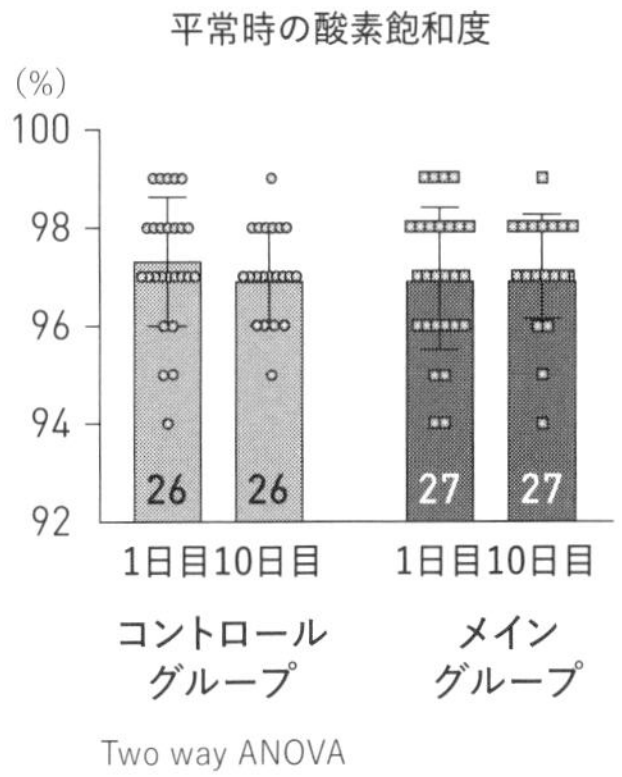

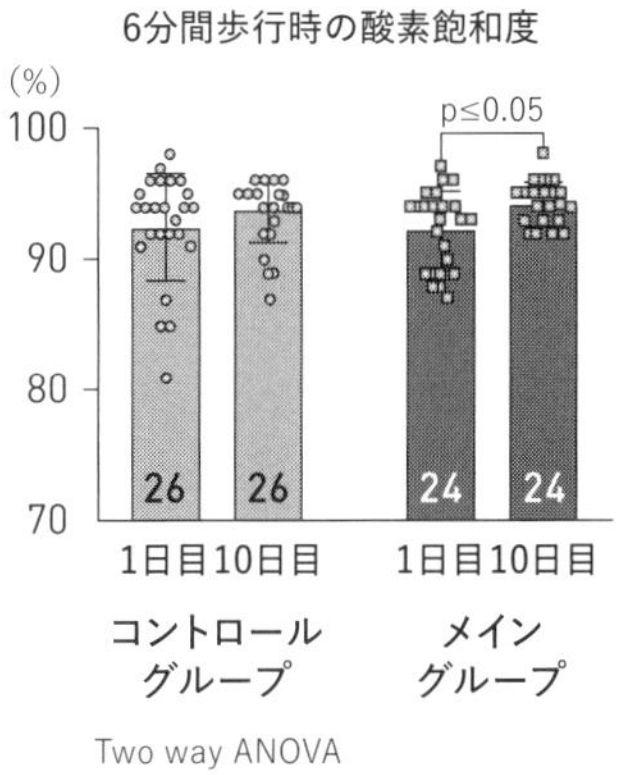

10日後、その1・5倍近い距離を歩けたのです。

一方、コントロールグループの歩行距離は10日後もまったく伸びていません。AFHを吸入した人としていない人では、非常に大きな違いが現れたのです。

次に酸素飽和度ですが、この指数は100%が最大で、高いほど必要な酸素を体内にちゃんと取り込めていることになります。

図表6-7では平常時の値と6分間歩行したときの値を表示しています。メイングループとコントロールグループを比べると、やはり興味深い差が現れています。

1日目と10日目の値が平常時はほぼ同じですが、6分間歩いて負荷がかかったときの酸素飽和度がメイングループのほうはより大きく改善されています。

つまり、AFHを吸入した人たちは10日後、1日目より1・5倍も長い距離を歩き、なおかつ運動すると消費するはずの血液中の酸素が増えたのです。

ちなみに、今回の臨床試験で被験者としてAFHを吸入した医師の一人は、「4階まで階段で上れるようになった！」というコメントを寄せています。

新型コロナウイルス感染症（COVID-19）の後遺症に苦しむ中、臨床試験の前は2階まで上がることもできなかった、と語っており、大きな効果を実感したとのことでした。

◆結果②　血流が悪くなった血管の状態が改善された

結果①に関わる重要な要素に血流があります。酸素の運び役を務める血液がスムーズに流れないと、人の体は十分なエネルギーを生み出すことができません。

そんな血流に大きく影響するのが、血管の状態です。

第5章で解説したとおり、血管はもともと状況に応じて内径が拡張したり収縮したりする「軟らかい管」です。

ところが、血管内皮細胞に炎症が起きると、硬くなって拡張しにくくなるのに加え、血管内皮細胞がはがれた部位に血栓ができやすくなり、血液がスムーズに流れなくなります。

新型コロナウイルス（SARS-CoV-2）は血管内皮細胞にも感染するので、後遺症を発症している人の中には血管の問題が症状につながっているケースが少なくありません。ロシアで行われた臨床試験では、この血管の問題にＡＦＨの吸入がよい効果をもたらすことがわかっています。

たとえば、検査された項目の一つに「ＳＩ（Stiffness Index）」というものがあります。

これは「太い動脈の硬さ」を示す指標の一つです。

少し難しい話になってしまいますが、心臓が血液を送り出す際に生じる拍動は心臓に近い部分の血管から遠い部分の血管へと伝わっていきます。

この拍動が伝わるスピードには血管の硬さが影響します。血管が硬いほど速く伝わり柔軟だと遅く伝わるので、計測すれば血管の硬さを評価できるのです。SI値が小さいほど、血管は柔軟ということになります。

図表6-8に示されているとおり、コントロールグループのSIは1日目と10日目の値がほぼ同じです。

それに比べ、メイングループのほうは大幅に改善しています。AFHを吸入した人たちの体内では、硬くなっていた太い血管が柔軟性を取り戻したのです。

臨床試験ではさらに、細い血管の状態を示す「RI（Reflection Index）」と呼ばれる指標についてもデータの比較を行っています。こちらは収縮期の血圧と拡張期の血圧を比較するもので、主に細い動脈の硬さを判断するのに利用されます。

血管の柔軟性が高いほど、RI値は高くなります。

図表6-8に示されているとおり、コントロールグループのRIは1日目と10日目がほ

図表6−8　AFH吸入後の太い血管(SI)と細い血管(RI)の状態の変化

太い血管の状態(SI)の変化

10日目のStiffnes index

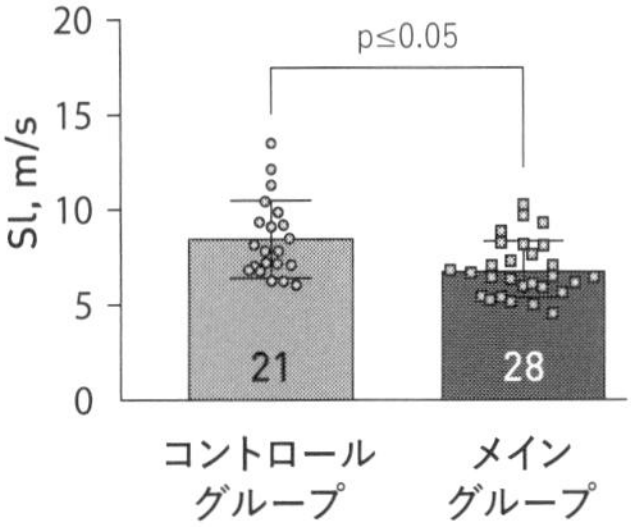

Unpaired t-test

1日目と10日目のStiffnes Index

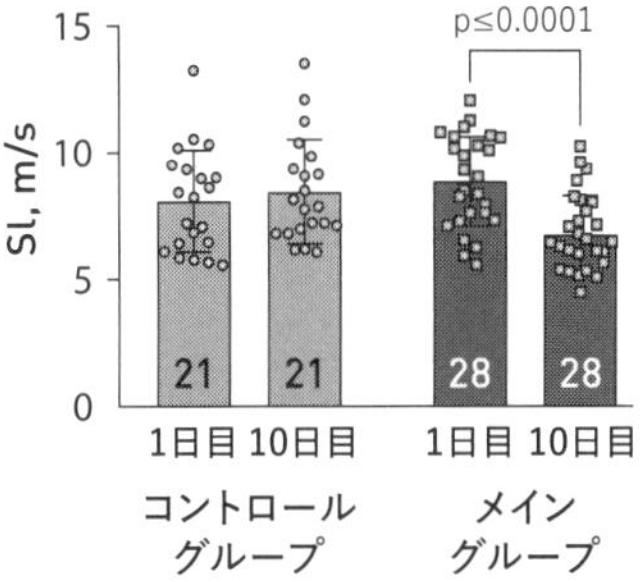

Two way ANOVA

細い血管の状態(RI)の変化

10日目のReflection Index

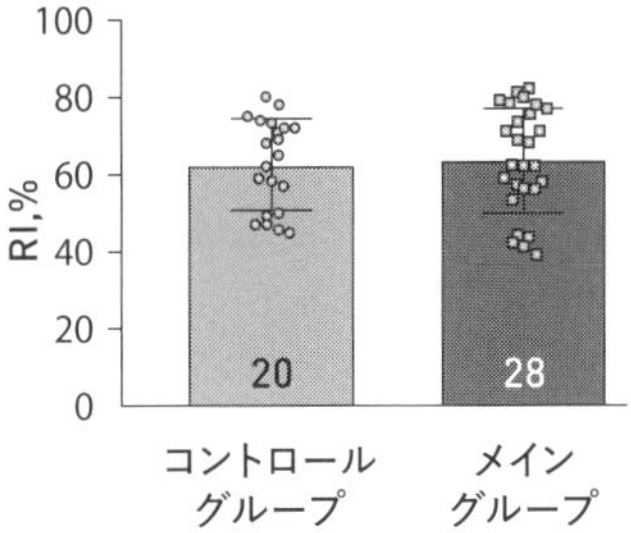

Mann-Whitney test, p=0.77

1日目と10日目のReflection Index

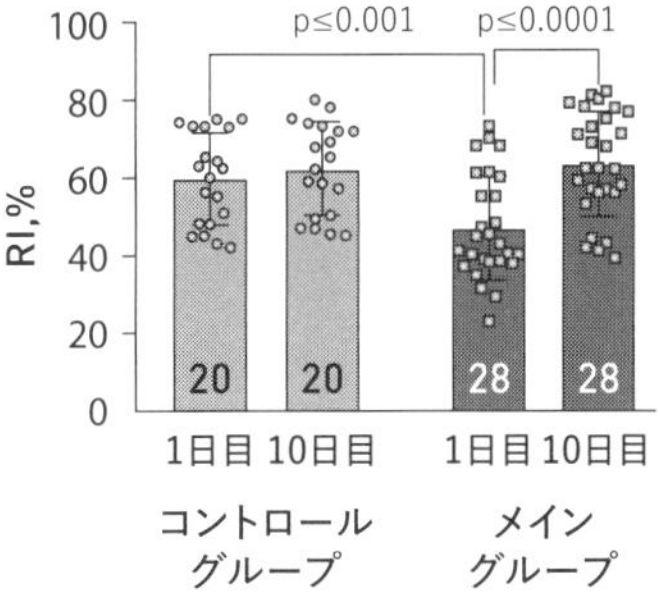

Two way ANOVA

ぼ同じです。

一方、メイングループは1日目に比べて10日目のRI値が大幅に高くなっています。このことから、太い動脈だけでなく、全身に張り巡らされている細い動脈も柔軟性を取り戻したことがわかります。

血管に対するAFHの効果は、毛細血管の状態を撮影して血流を評価する血流測定器でも示されました。

写真を確認すると、吸入前の粘膜は、毛細血管の血流が滞っているせいで赤みが薄く、全体に白っぽく見えます。

AFHを吸入した後の写真では、毛細血管が赤くはっきり見えるようになっており、粘膜にも赤みが差しています。

血流の改善が一目でわかる結果が現れたのです。

◆結果③ 酸素が全身にしっかり運ばれるようになった

新型コロナウイルス感染症（COVID-19）の後遺症として指摘される重要な問題の一つに、全身の低酸素状態があります。

人は酸素なしに生きられません。唯一のエネルギー源であるＡＴＰ（細胞内のミトコンドリアでつくられ、ヒトのあらゆる活動をまかなう物質。「生体のエネルギー通貨」とも呼ばれる）のほとんどは酸素を使ってつくられるからです。

ですから、体内で酸素が不足すると、全身のあちらこちらで問題が発生します。ヒトが必要とする酸素は肺で血液中に取り込まれ、全身に送られます。新型コロナウイルス感染症（COVID-19）は肺や血管にダメージを与えるケースが多いため、発症すると酸素不足に陥る人が少なくありません。

ウイルスが体内からいなくなった後も、肺や血管に障害が残ると、長く低酸素状態が続いてしまうのです。

ＡＦＨを吸入することで、そんな低酸素状態を改善できることが今回の臨床試験で明らかになりました。

図表６－９では動脈血に含まれる酸素量（動脈血酸素分圧）と乳酸濃度の変化が示されています。

メイングループ、コントロールグループともに、１日目に比べて10日目のほうが動脈血の酸素分圧が高くなっていますが、メイングループのほうがより大きく改善されていることが見て取れます。

臨床試験ではこの他にも静脈血の酸素分圧や動脈血、静脈血の二酸化炭素分圧にも注目して計測しました。いずれの結果も、メイングループのほうが、肺での酸素の取り入れと二酸化炭素の放出がより効率的に行われるよう大きく改善されたことが示されています。

臨床試験ではさらに、血液中の乳酸濃度も計測されました。

先ほど、唯一のエネルギー源であるＡＴＰは酸素を使って産生される、と解説しましたが、実はすべてがそうだというわけではありません。

非効率ですが、ヒトの体には酸素を使わずにＡＴＰをつくる機能も備わっており、酸素が足りなくなると、そちらの回路がより多く使われるようになります。その際には副産物として乳酸が発生するので、血液中の乳酸濃度を測れば、「酸素がどのくらい足りないのか」を知ることができます。

コントロールグループでは1日目に比べ、10日目のほうが高くなっており、被験者の低酸素状態が悪化している様子がうかがえます。

それとは対照的にメイングループでは乳酸濃度が大幅に低下しています。ＡＦＨを吸入したことで、低酸素状態が大きく改善されたのです。

図表6−9　動脈血中の酸素分圧と乳酸濃度の変化

動脈血酸素分圧の変化

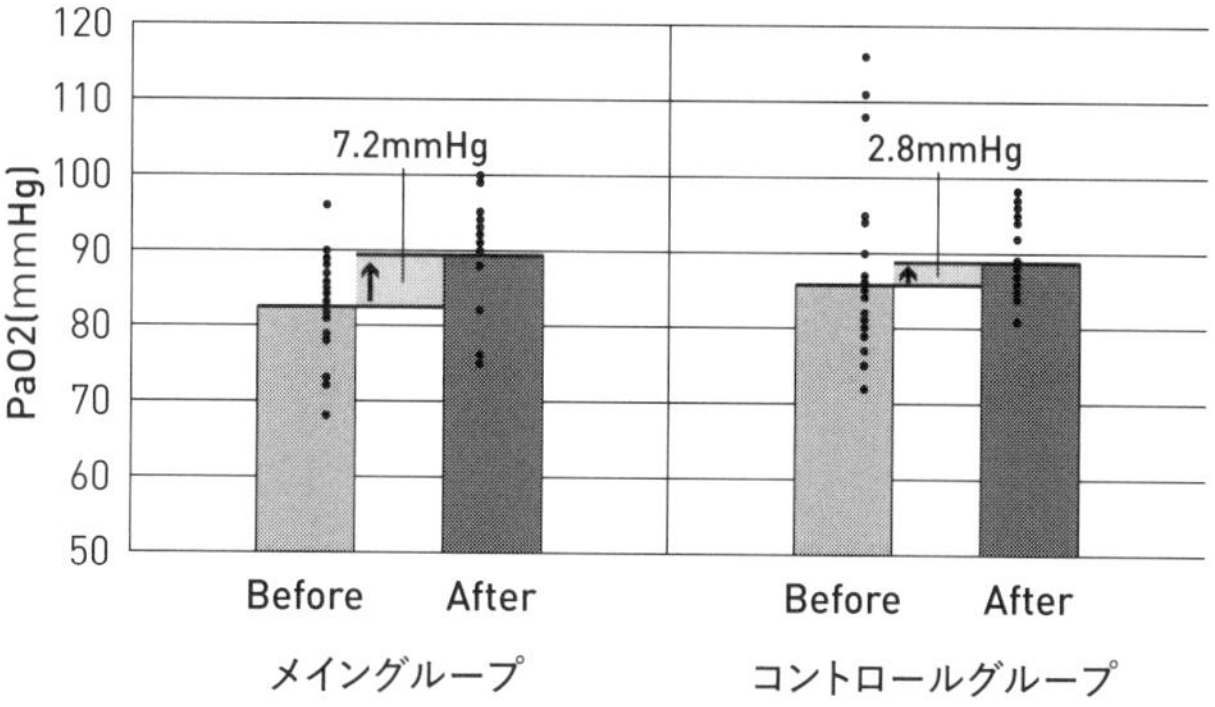

動脈血中の乳酸濃度の変化

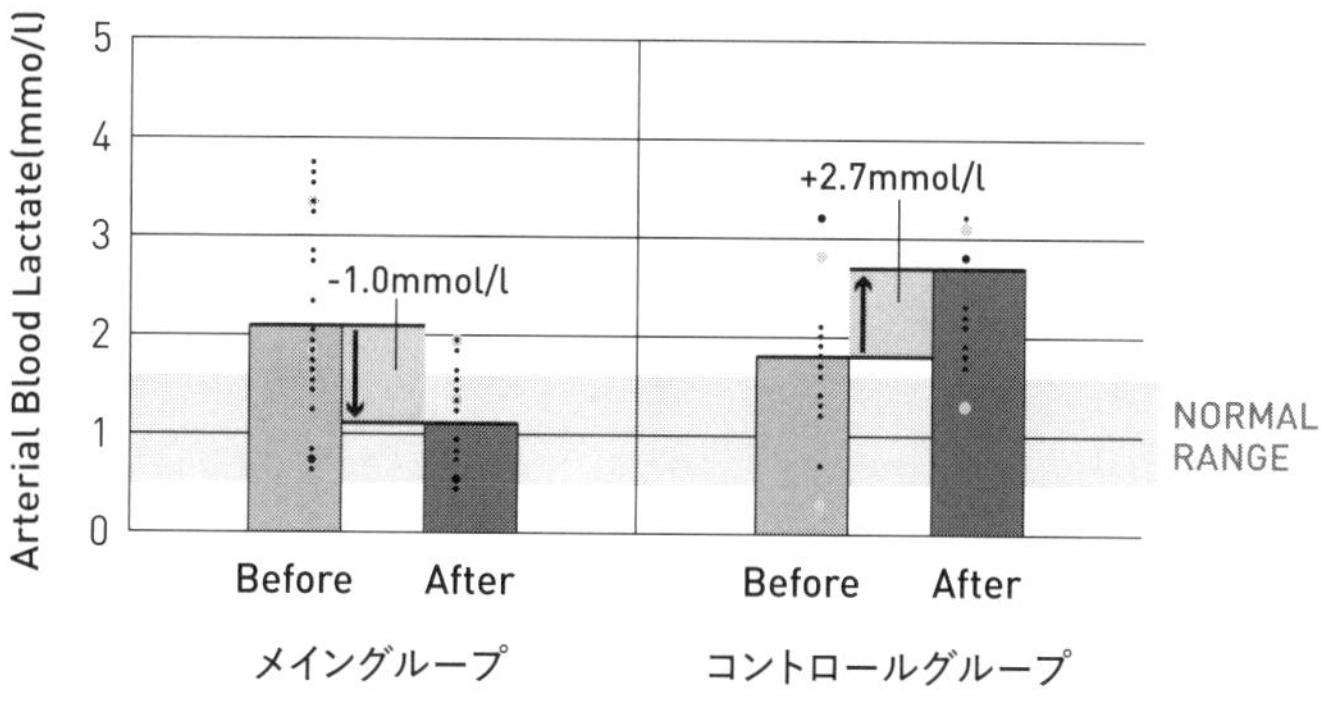

図表6−10　肺シャントの変化

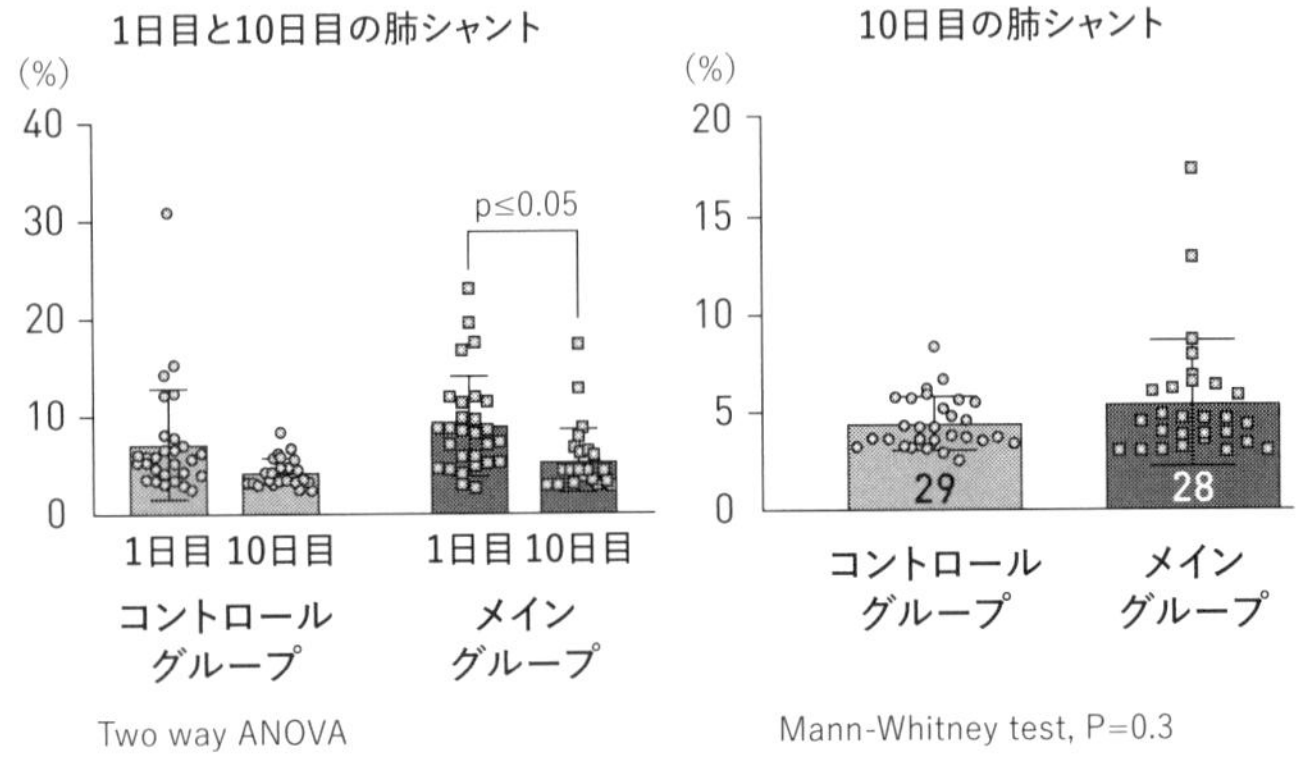

また、低酸素状態の改善には「肺シャント」が改善されたことも関係している、と考えられます。

聞き慣れない言葉ですが、「肺シャント」というのは通常なら肺で酸素を取り入れるはずの血液が酸素を取り入れることなく肺静脈を通過する割合のことです。

呼吸によって肺胞を出入りする空気の量が不足したり、肺静脈の血流が滞ったりすると、血液中に酸素を十分に取り込めなくなるため、肺シャントの数字が増加します。

肺シャントの数字が高いことは、呼吸によって体内に取り入れられる酸素の量が少ないことを意味し、一定より高くなると低酸素状態に陥ってしまいます。

図表６－10はメイングループとコントロールグループの肺シャントについて、１日目と10日目を比較したものです。

１日目の肺シャントはメイングループのほうが高めですが、10日後には大幅に低下していることがわかります。

コントロールグループに比べてかなり大きな減少が見られ、ＡＦＨの吸入により、肺におけるガス交換機能が著しく改善したと判断できます。

◆結果④　ＣＲＰやD-dymerなど変化が見られなかったマーカーも

メイングループとコントロールグループで大きな差が現れた指標がたくさんあった反面、今回の臨床試験では有意な差が見られなかった指標もあります。

ＣＲＰはそんな指標の一つです。体内で起きている炎症の程度を示すもので、病気が疑われる人が血液検査を受けると、調べられることが多い項目です。

さらにもう一つ、血栓のできやすさを見るD-dymerという指標についても、あまり差が出ませんでした。

それらの結果が何を意味するのかは今後の研究が待たれるところです。ただ、ＡＦＨを吸入することで、少なくとも炎症や血栓のリスクが上がってはいないとはいえます。

現状では、それ以上突っ込んだ推測をしにくいところですが、炎症と血栓は新型コロナウイルス感染症（COVID-19）の重症化につながる大きなリスクだけに、この結果には大きな意味があります。後遺症に苦しむ人が安心してＡＦＨを利用しやすいエビデンスが得られたことは大きな成果です。

日本、中国では予防や治療効果の可能性を示す結果も

後遺症に対する効果が示されるのであれば、予防や治療に使えるのではないか？

今回、ロシアで発表された臨床試験の結果から、そんなふうに考える人が当然いるはずです。筆者自身もその期待を強く抱いています。

前述したとおり、ＡＦＨを吸入することで、IgA 抗体が増えることはわかっています。目や鼻や喉などの粘膜にあって、外から入ってくる病原体に対応するいわば「門番」のような抗体なので、効果的に増やせたら、感染するリスクを引き下げられるかもしれませ

ん。

実はインフルエンザについても、このIgA抗体を増やす新しいワクチンが開発され、すでに国内でも使われ始めています。

従来のインフルエンザ・ワクチンが皮下注射なのに対し、IgA抗体を増やすワクチンは鼻の粘膜に吹き付けるのが特徴です。日本では未認可ですが、欧米ではすでに認可されており、広く使われています。

現在、使用されている新型コロナウイルス感染症（COVID-19）のワクチンはIgG中和抗体をつくるものが大半です。こちらはどちらかというと、体内に入ったウイルスが増えにくいように対応するものなので、感染予防より重症化の予防効果が高い、ともいわれます。

また、免疫反応が強い人ほど、副反応も強くなる傾向があり、2回目の接種後は発熱や倦怠感のため、数日間寝込む人も少なくありません。

ＡＦＨにより免疫を調節できれば、体内の炎症を抑えることで副反応を防げるのではないかと考えられます。ＡＦＨによる治療については、これから研究すべき課題というのがロシアや日本の研究者の一致した意見です。

中国では慢性肺疾患に一定の効果を示すという研究結果が発表されましたが、限られた人数の患者に一度使用しただけのデータなので、新型コロナウイルス感染症（COVID-19）への効果を知るためには、さらなる研究が必要です。

体内にウイルスがいる状態で使用した場合については未知の領域となり、これから慎重に研究を重ねていくことが求められています。

2020年11月 共同研究開始の瞬間

コロナ禍で、その日のプレゼンテーションはZoomを使って行われた。

主催したのはＡＦＨ（活性状態の水素）を発生させる水素吸入器を開発し、製造・販売を行う日本の小さな企業だった。

一方、そのミーティングに参加したのはロシアの名だたる医学者を含む総勢200人超。その中には、ＷＨＯとも深い関係を築いているアレクサンダー・チュチャーリン教授の姿もあった。ロシアで初めて両肺移植に成功した同教授は、世界的にも名高い呼吸器学の権威である。

その会合が開かれたのは２０２０年１月にアラブ首長国連邦で開催された健康

Column

博「ARAB HEALTH2020」がきっかけだった。出品されていた水素吸入器に関心を抱いたロシアの企業が5台購入し、うち1台をチュチャーリン教授に提供したのだ。

ロシアでは当時、新型コロナウイルス感染症（COVID-19）が爆発的な勢いで広がっていた。国を挙げて対策に取り組んでおり、主導的な立場で関わるチュチャーリン教授にとって、新型コロナウイルス感染症（COVID-19）の治癒につながるかもしれない薬や機器は大きな関心事だった。

水素吸入器の提供を受けた彼はまず、自身で使用してみた。その結果、効果を実感したことと、これまで行われてきた基礎研究の論文を読んだことなどから、新型コロナウイルス感染症（COVID-19）の後遺症に苦しむ人にＡＦＨが有効なのではないか、と考え、日露共同で臨床試験を行うことを発案。

それを受けて、２０２０年11月に行われたのがチュチャーリン教授主催のZoomによるプレゼンテーションだった。

新型コロナウイルス感染症（COVID-19）に対するＡＦＨの効果について、日本国内ではかなり早い段階から期待の声が上がっており、ダイヤモンド・プリンセス号の船内で多数の患者が発生した段階でも、使用を提案する医療関係者もいたほどだった。

だが、日本の薬機法は非常に厳しく、新型コロナウイルス感染症（COVID-19）の治療器として認可されていない機器を使うことはできなかった。

ワクチン接種の進み具合を見てもわかるとおり、日本政府は非常に慎重であり、その分、対応が遅い。平和なときにはリスクを避けるのに役立つが、コロナ禍のような非常事態においては、ある程度のリスクが考えられたとしても素早く行動することで、より多くの命を救えることもある。

高い科学技術、医療技術を持ち、素早く動けるロシアはメーカーにとって理想的なパートナーだと思われた。

そこで、彼らに関心を持ってもらえるよう、プレゼンテーションではまず、メーカー側からＡＦＨを生成できる機器を開発した経緯や健康に対する同社の考え方などが紹介された。

家庭内でＡＦＨを生成できる機器は世界でもほとんど類を見ない。水素水や水素ガスをつくれる器械は日本国内でもたくさん販売されているが、それらを使っ

Column

て摂取できるのはすべて、分子状水素である。

ＡＦＨと分子状水素は何が違うのか——効果の違いを理解してもらうのは通常簡単ではないが、プレゼンテーションに参加したロシア側の専門家たちはスムーズに受け入れた。実はロシアには旧ソ連時代にＡＦＨと類似する「活性状態の水素」を生成しようとした歴史があったためだ。

ＡＦＨがヒトの体にどう作用するのか、日本ではすでに5年以上にわたって、九州保健福祉大学の池脇信直教授により研究が続けられてきた。

論文化されているその成果をもとに、チュチャーリン教授が臨床試験のプロトコル（計画）について説明すると、ロシア側参加者たちの顔色が変わった。

共同の臨床試験へと進めるのではないか——日本側が期待を強めた瞬間、Zoomの画面にロシア側の参加者が割って入ってきた。

「ちょっと待ってくれ。そもそも『活性状態の水素』を検出できているのかい？」

発言したのは医学者ではなく、オブザーバーとして参加していたロシアの物理学者、ニコラエヴィッチ教授[4]だった。彼自身、旧ソ連時代に行われた「活性状態の水素」を生成する計画に参加していたこともあり、生成や検出が難しいことをもっともよく知る人物である。

「『活性状態の水素』の検出はスペクトラム測定により可能ですが、非常に不安定な物質なのでかなり困難です」

日本側の説明に物理学者は肩をすくめた。「だったら、出ているとは言えないだろう。そもそも、そんなに小さな器械で『活性状態の水素』を生成できるとは思えないね」

彼の説明によると、旧ソ連時代に行われた実験では『活性状態の水素』をつくり出すことはできなかったらしい。

「大がかりなマシンを開発してもできなかったことを、日本の技術者はそんなちっぽけな器械で可能にしたというのか？」

『活性状態の水素』を生成できているのかどうか――これはいろいろな立場の人たちから何度もメーカーに投げかけられてきた質問だった。

「なぜ可能なのか、説明するための動画があるので見ていただけますか」

物理学者はうなずいた。「いいとも。それを見て納得できたら、臨床試験を進

Column

めることに賛成するよ」

　動画を視聴した後、彼は言った。「理屈はわかったが、『活性状態の水素』の存在についてはやはり肯定できない。なぜなら、計測できていないからだ」

「たしかに、まだ計測できていませんが、動画でも見ていただいたとおり、通常の分子状水素よりも明らかに還元力の強い何かがこの器械から出ていることは自信を持って言えます」

　メーカーの担当者が食い下がると、物理学者はニヤッと笑った。「たしかに、生成できていないとも言えないな。計測できないいんだから」

「そんなことはどちらでもいいんだよ」

　苛立たしげにそう言ったのはチュチャーリン教授だった。「大事なのは日本や中国では素晴らしい臨床結果が出ているという事実だ。新型コロナウイルス感染症（COVID-19）の後遺症に効くなら、『活性状態の水素』が発生していようがいまいが問題じゃない。多くの人たちが苦しんでいる今、私たちが欲しいのは結果なんだ」

　その言葉が終わると同時に、Zoomの音声が拍手に埋もれた。画面の中では2

00人超のロシア人たちが立ち上がり、スタンディングオベーションをチュチャーリン教授に送っていた。

「活性状態の水素」が新型コロナウイルス感染症（COVID-19）の後遺症にどう作用するのか——ロシアで臨床試験を行うことが決まった瞬間だった。

Column

4 **ニコラエフ・エフゲニー・ニコラエヴィッチ教授**：モスクワ大学が誇る物理学の第一人者で、ロシア科学アカデミーのメンバー。質量分析機器の革新に関する第1回、第2回国際会議を主催。

第7章

AFHによってもたらされる数々の可能性

ＡＦＨを効率的に取り込むことはできるのか

一般的な水素吸入器のほとんどは水を電気分解することで、水素ガスを発生させます。このやり方は多くの人が中学生のとき、理科の実験として体験していると思います。クエン酸などを溶かした水にプラスとマイナスの電極を入れると、マイナスの電極側から水素ガスが発生します。乾電池やＡＣアダプターがあれば、誰でも簡単にできるやり方です。

ただし、このやり方では通常の分子状水素しか発生しません。

一方、過熱水蒸気還元法は熱と還元剤を使って水素を生成するやり方です。水に熱を加えるとどんどん熱くなり、１００℃を超えたら気体——水蒸気になります。

この水蒸気をさらに熱して、酸素を吸着する還元剤に触れさせると、還元剤が酸化されて水素だけが残ります。これが過熱蒸気還元法です。

それではなぜ、過熱蒸気還元法によってできる水素ガスにはＡＦＨ（活性状態の水素）が多く含まれているのでしょうか？

図表7−1　水分子に囲まれたAFHのイメージ図

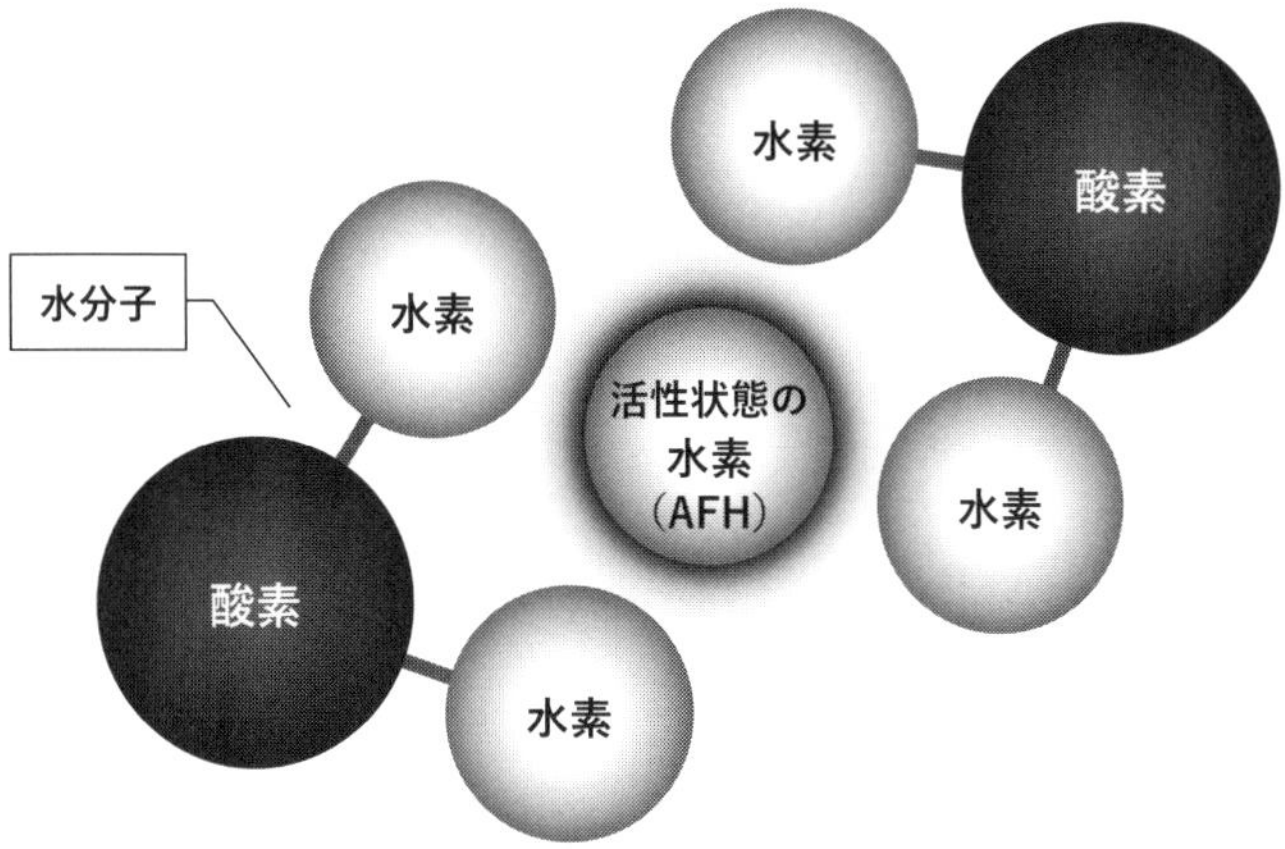

過熱蒸気還元法では水を過熱するため、水蒸気が発生します。活性状態の水素は水蒸気に包まれているため安定するのです。

この現象は、すでに実証されて論文として発表されています。２０１３年、韓国を代表するグローバル企業であるサムスン電子が発表した論文の中で、「水分子に囲まれた原子状水素」が安定した物質として、皮膚の老化防止などに効くことを紹介しているのです。

サムスン電子はこの物質を化学式で「H（H_2O）m」と表記しています。これは、ロシアがＡＦＨの化学式として論文に掲載しているものとまったく同じです。

ＡＦＨの構造をわかりやすくイラスト化

したのが図表7－1です。分子になっていない活性状態の水素（原子状水素）が、水分子に囲まれることで安定する様子を示しています。

電気分解方式の場合は水蒸気が発生しないので、発生したＡＦＨが一瞬で水素分子になってしまいますが、過熱蒸気還元法で生成された水素は水蒸気に包まれているので、活性が高い状態のまま鼻粘膜からヒトの体の中に入り、作用すると考えられます。

私は数年前から水素の健康効果について情報を集めていますが、この方式を採用している日本企業があることを知りました。私が調べた限り、現状、ＡＦＨを吸入できる医療機器は Suisonia 株式会社（福岡県北九州市）の他に見つけられていません。

水素を体内に取り入れる方法には、主に次の3つがあります。

①**水素水の飲用**：水素が溶け込んでいる水を飲む方法です。水素水はコンビニ等でも販売されているので、水素を体内に取り入れる方法としてはいちばん手軽です。

ただ、水素はほんのわずかしか水には溶けません。20℃の水なら1リットル中に1・6ミリグラムしか含まれないので、健康効果を実感するためには非常に大量の水素水を飲む必要があります。

②水素風呂：お風呂の中で発生させた水素ガスを皮膚や呼吸器から取り入れる方法です。皮膚から吸収できるため、水素が全身に行き渡りやすいという特徴があります。ただし、水素は水の温度が高いほど、溶け込む量が少ないので、すぐにお湯の中から抜けてしまうのがデメリットです。

③水素ガスの吸入：カニューレ（酸素吸入にも使われる軟らかい管）等を使って鼻や口から吸入する方法です。もっとも効率よく、大量の水素を体内に取り込むことができます。

吸入している間は水素生成器から離れられないのがデメリットです。

AFHを発生させるSuisoniaは③の方法を採用しており、使用する人はカニューレを使い、鼻や喉、気管の粘膜、肺などから水素を体内に取り込みます。

喉や鼻の粘膜は乾燥するとダメージを負います。冬に呼吸器系の粘膜が乾燥してしまい、痛みを感じたり、声が出にくくなったりしたことが、みなさんもあると思います。

過熱蒸気還元法ではＡＦＨと一緒に蒸気も生成されるので、吸入することで鼻や喉の粘膜が潤《うるお》うのが特徴です。

鼻や喉の粘膜がよい状態に保たれるので、より効率よく水素が体内に取り込まれます。

新型コロナウイルス感染症（COVID-19）の予防と後遺症軽減への可能性

ＡＦＨの摂取量や時間について、現在はまだ明確な指針がありません。これからの研究が待たれるところですが、大量に摂取しても大きな副反応がないことはわかっています。

これまで副反応として報告されている問題は主に次の二つです。

・吸入後、眠気が強くなることがある。
・尿や汗などがよく出るようになる。

眠気については、就寝前に吸入すれば、むしろメリットとして利用できます。

尿や汗なども大量に出てくれれば、体内から老廃物を排出しやすくなるので、メリットとも考えられます。外出時などは困るかもしれませんが、吸入するタイミングに気をつければ問題はありません。

このように、副反応を心配する必要がほとんどないので、基本的にはなるべく長時間吸入することをお勧めします。

ただし、仕事をしている現役世代が長時間吸入し続けるのは難しいかもしれません。その場合には目的別に効果が出やすい吸入方法を知っておくのがよいでしょう。

新型コロナウイルス感染症（COVID-19）の改善作用を目的とするなら、中和抗体値を上げ、未病《みびょう》（病気発症の手前の状態）を改善することをまず目指すべきでしょう。

前述したように、ＡＦＨには粘膜細胞で「門番」として頑張るIgA抗体を増やすはたらきがあります。

ですから、感染を予防するためには毎日～3日おきくらいの頻度で定期的に吸入するのがお勧めです。1回1時間程度の利用なら、それほど負担にならないので、続けやすいと思います。定期的な吸入でIgA抗体の値を維持すれば、ウイルス感染のリスクを引き下げられます。

後遺症の軽減については、第6章で紹介したロシアで行われた臨床試験で毎日90分の吸入を10日間続けた結果、大きな効果が現れたという報告があります。

もちろん、体調や体質、症状には個人差がありますが、この「毎日90分」というのは、使用時間の標準と考えられるでしょう。

病気の一歩手前——未病から健康へと心身を導く

先述のように糖尿病予備群や高血圧、肥満など、病気とまでは呼べないものの、健康を損ないつつある状態を「未病」と呼びます。

未病の多くは生活習慣病と重なります。栄養バランスや量が適切ではない食事、運動不足、睡眠の質と量の問題などが原因で発症し、放置するとさまざまな病気へとつながります。

いわば病気予備軍が未病なのです。

肥満や高血糖が重症化につながることはよく知られているとおり、未病の状態にある人は、新型コロナウイルス（SARS-CoV-2）に感染すると重症化しやすい傾向があります。

オーストラリアの研究者、ロングモア教授らが行った調査によると、肥満の人は新型コロナウイルス感染症（COVID-19）にかかった場合、酸素吸入や人工呼吸器の装着が必要になる割合が73％も高いことがわかりました。

同じく、血糖値についても、適正な状態にコントロールされている人に比べ、基準値を大きく上回る人の死亡リスクは8倍以上も高い、という研究結果が発表されています。

こういった未病の状態を改善することで、新型コロナウイルス（SARS-CoV-2）に感染したとしても、重症化するリスクを抑えられるのです。

未病の多くは生活習慣と密接に結びついているので、食事や運動、睡眠などをしっかり見直さなければ、少しずつ健康が損なわれ、新型コロナウイルス（SARS-CoV-2）に感染しなかったとしても、心疾患や脳卒中、がんなどの重大な病気になることが少なくありません。

ＡＦＨはそんな未病を改善し、心身を健康な状態に近づけることが期待されています。

ＡＦＨを利用している人に話を聞いたところ、「ぐっすり眠れるようになった」という声が多く聞かれました。水素には副交感神経を活性化するはたらきがあるので、体を休め、回復させる状態へと脳のスイッチが切り替わるのでしょう。

たとえ健康な人でも仕事中に受けたストレスによって生じた活性酸素は、体のあちらこちらを傷つけ、酸化させます。睡眠前にＡＦＨを吸入することで、酸化した細胞を還元し、質の高い眠りを得られているのかもしれません。

深い眠りに落ちている時間が長いほど、体の回復は進みます。

未病はダメージの蓄積により少しずつ悪化していくので、毎日、その日のダメージをクリアできる習慣を身につけるとよいでしょう。

脳のはたらきが高まれば集中力も上がる

ＡＦＨには脳のはたらきを高める効果があると考えられます。

脳はヒトの体の中でも特に大量のエネルギーを消費する臓器です。成人の脳は１日あたり３５０〜４５０キロカロリーを消費するといわれます。これは人が使うエネルギー量の２割程度にあたる多さです。

脳の重さは体重の２％程度しかないので、いかに燃費が悪いかがわかります。

特に集中しているときには大量のエネルギー――ＡＴＰを必要とします。長時間集中し続けるのが難しいのはエネルギー切れを起こすからです。

前述したとおり、ＡＦＨにはミトコンドリアがＡＴＰの産生を促すはたらきがあります。脳細胞の中にはミトコンドリアがたくさん存在しているので、ＡＦＨを取り入れれば、ＡＴＰを大量に産生できます。ですから、集中力を維持して、効率よく仕事や勉強をしたい場合には、作業をしながらＡＦＨを取り入れればよいのです。

エネルギー切れによる集中力の低下を抑えられるので、高いパフォーマンスを長時間維持しやすくなります。

集中力が薄れる原因にはもう一つ、活性酸素の産生があります。ＡＴＰを産生するときには必ず細胞内で活性酸素が発生します。

活性酸素の量が多くなると細胞を傷つけてしまい、疲労物質が脳内で増加します。そうなると「疲れた」と感じ、集中し続けるのが難しくなります。

作業中にＡＦＨを吸入していれば、細胞内で発生した活性酸素はすぐに除去されるため、疲労物質の分泌が抑えられます。

酸化ストレスを抑制することで、質の高いパフォーマンスを長く保てるのです。

スポーツのパフォーマンスがアップ

ＡＦＨはスポーツのパフォーマンスアップにも役立ちます。２０１9年に第58回日本プロゴルフシニア選手権大会住商・サミット杯で優勝した白潟英純《しらかたひでずみ》（当時53歳）選手は、「ＡＦＨを日常から愛用しているおかげ」と語っています。

主に３つの作用でＡＦＨはスポーツの成績を押し上げると考えられます。

◆効果①　コンディションの維持

健康の維持はスポーツ選手にとっても非常に重要です。炎症やケガ、あるいは風邪を引いたりするだけでも、必要とされるトレーニングができなくなります。試合当日に体調を崩せばプレイに集中できず、普段どおりの力を発揮できません。

日常的にＡＦＨを吸入すれば、コンディションを良好に保ちやすくなるので、体調を気にすることなく練習や試合に臨めます。

◆効果②　トレーニング効果の増強

スポーツの成績はトレーニングによって向上します。筋力とスキルの両方をバランスよく鍛えて能力を高めることで、試合の際によいパフォーマンスができるのです。

ＡＦＨにはそんなトレーニングの効果を増強する作用があります。負荷の高いトレーニングを行うと、短時間のうちに大量の活性酸素が体内で産生され、疲労物質が分泌されます。

疲労物質が一定の量を超えると、激しい疲労感により、トレーニングを続けるのが難しくなります。ＡＦＨを摂取すれば、活性酸素を中和して疲労物質の分泌を抑えられます。負荷の高いトレーニングをより長時間こなせるようになるので、筋力やスキルを効率的にアップできるのです。

トレーニングの前と後にＡＦＨを取り込めば、体内の活性酸素がクリアになり、新たに産生される活性酸素に耐えやすくなることが期待できます。

負荷の高いトレーニングを行うのは筋肉の細胞をある程度壊すためです。筋肉は壊れた細胞が再生するとき、より大きくなる性質があるからです。ただ、トレーニングの負荷が高すぎると炎症が起きてしまい、回復に時間がかかります。

トレーニング後にＡＦＨを吸入することで炎症を抑え、短期間で筋肉の回復を促せます。ダウンタイムが短くなるので、より効率よく筋力をアップできるのです。

◆効果③ 脳機能の強化

多くのスポーツは脳を酷使します。たとえば、サッカーでゴールを決めようと思ったら、相手の布陣を素早く確認し、ゴール近くでマークされることなくパスを受けられる場所に走り込む必要があります。

味方の選手がパスを出すのに合わせ、走る速度や角度を調節し、パスが来たら足元のちょうどいい位置にトラップできるよう、絶妙の力加減でボールにタッチしなければなりません。

状況を視認したり、判断したり、手足を適切に動かしたりするのはすべて脳のはたらきです。大量の情報を一瞬で処理するために、脳は膨大なエネルギーを必要とします。

試合前にＡＦＨを摂取し、脳内のＡＴＰを増やしておけば、効率よくそういった処理をこなしやすくなります。集中力を持続して、高いパフォーマンスを試合中維持できるため、ベストのプレイを披露できるのです。

スポーツの種目によりますが、可能であればインターバルごとにＡＦＨを吸入するとよいでしょう。サッカーなら試合前とハーフタイム。野球なら味方の攻撃中、バスケットボールなら自身がベンチにいる間に、といった使用が考えられます。

「余命１年の社員を救いたい！」金属加工業からの大転換

発明の多くは偶然の産物だといわれます。

たとえば、今では世界中の多くの家庭に普及している電子レンジはパーシー・スペンサーという技術者がポケットにチョコレートを入れたままレーダーのまわりで働いたことがきっかけで開発されました。

ポケットの中のチョコレートが溶けていることに気づいたスペンサー技師はものを温めるのにマイクロ波を利用することを思いついたのです。

炭酸飲料のコカ・コーラも同じく偶然によって生まれたといわれています。発明したのはアメリカの薬剤師であるジョン・ペンバートンですが、当初彼がつくろうとしていたのは頭痛薬でした。

さまざまな成分の調合を試す中で、コカの葉っぱや実を含む薬が美味だったため、ペンパートンは助手に水で割るよう指示したそうです。

ところが、指示を受けた助手が間違えて炭酸水を入れたところ、爽やかな風味が素晴らしい飲料ができたのです。

私が知る限り、現在、国内で唯一ＡＦＨを生成することができる医療機器であるSuisoniaもそんな偶然と、開発を主導した人物の強い想いから生まれたものであるといえます。

この医療機器を開発し、製造・販売を行っているSuisonia株式会社（旧アースエンジニアリング株式会社）は、北九州市に本社を構える産業用機器のメーカーです。もともと、医療機器とは無縁の会社でした。

そんな同社が世界でも類を見ない機器を開発した原点は、会長である橋本勝之氏の強い願いにあったようです。

兵庫県に生まれた橋本氏は父親が営んでいた金属加工業を若くして引き継ぎ、成功を収めた人物です。

１９７０年に大阪で開催された万国博覧会では、一番の人気パビリオンだった「太陽の塔」の建設にも関わるなど、経営者として活躍し、悠々自適の日々だっ

Column

たと言います。

そんな中起きたのが、古くから会社を支えてくれた社員のOさんが、がんで余命宣告を受けるという出来事でした。

会社が危機に陥ったときにも一生懸命に支えてくれた同志であるOさんをどうにか助けたい——そう考えて、さまざまな情報を集めていた橋本氏はあるとき、水素吸入器と出合います。

そして、子供のころいろいろなことを教え、導いてくれた祖母とのことを思い出したと言います。尼寺の庵主《あんじゅ》をしていた橋本氏の祖母は、幼いときに風邪を引くとやかんから上がる蒸気を吸入して鼻や喉を潤すよう教えてくれたそうです。

「水を熱して蒸気と水素を出す器械なら、もしかして体によい効果があるかもしれない」

橋本氏のそんな勘は当たり、原型である水素吸入器を使用したOさんの症状は一時、劇的に改善したと言います。

ただ、残念なことに、数カ月後にはまた悪化してしまい、そのときにはもう助ける手段は残されていませんでした。

自身の最期を悟ったOさんは、橋本氏に一つの宿題を課しました。

「水素はたしかに効きました。でも、この器械はたぶん未完成なんだと思います。どうか、会長の手で、完全なものにしてください」

橋本氏がうなずくと、彼女は笑ってつけ足したそうです。「全財産をつぎ込んでくださいね。どうせ、お金を持っていてもろくなことに使わないんですから」

Oさんの葬儀が終わってすぐ、橋本氏は彼女の願いを叶えるために動き始めました。一時は効果をあげた器械に関わる権利を買い取り、改良できる環境を整えると、実際に開発を担当できる技術者を探しました。

それまで築いてきた人脈をフルに使って探す中、見つかったのがさまざまな産業用の機器を開発してきたベテランの技術者でした。ただ、彼にも橋本氏にも医療の知識はまったくありませんし、水素を扱ったこともありません。

用意した小さな社屋で、暗闇を手探りで進むような作業が始まりました。

開発を進める中で、同社の代表と技術陣は産生する水素ガスの還元力にこだわりました。「濃度じゃなく還元力にこだわった理由はわかりません。なんとなく、それが正しいように思えたんです」と橋本氏は言います。

Column

ただ、ひたすら試作機を改良しては還元力を測定する日々を送るうちに、技術陣が気づいたのが、水蒸気の温度によって産生されるガスの還元力が変わることでした。

もっとも還元力が高くなるのは何℃なのか？　今度は最適な温度を究明するトライが続きました。結局、その温度にたどり着いたのも水素とはまったく関係のない思いつきだったと言います。

「日本刀の鍛造《たんぞう》がこの温度だと聞いたことがあったので」

橋本氏にその知識を授けたのは、亡くなった父親でした。

水素とは無関係ですが、この発想がなぜか成功につながりました。桁違いに高い還元力を発揮する水素吸入器が誕生したのです。

目的としてきた高い還元力を実現したものの、当時はなぜそんな能力があるのか、橋本氏も技術者もわかりませんでした。

還元力がＡＦＨによるもの、と考えるようになったのは数年後のことです。それどころか、完成当初は医療に携わる人たちから猛烈な反発を受け、販売を断念するよう迫られたそうです。

「医師でもない人間が、医療に手を出すことが、どれほど危険なことか、ちゃんと理解すべきだ」

「水素は未知の要素が大きく、関わってはいけない」

身近な人たちからも、反対の声が届く中、橋本氏がとったのは断念とはまったく逆の選択でした。

医師などの専門家も納得できる情報を出せるよう、私費を投じて独自の研究所を立ち上げたのです。

本書にも資料を提供していただいた九州保健福祉大学の副学長、池脇信直教授は免疫学の専門家であり、早くからAFHについて研究を続けてきた権威です。

その他にも、国内外の多くの医師が、それぞれの専門分野でAFHの効能について、研究を行い、成果を発表しています。

さらに、副作用や副反応についても、データをとっていますが、これまで1件もネガティブな反応の情報は届いていないそうです。

そういった成果の集積から生まれたのが、前章で紹介したロシアでの大々的な臨床試験です。

Column

前述したように、ロシア科学アカデミーは古くから活性状態の水素が存在し、利用可能である、と知っていました。まだソビエト連邦と呼ばれていたころ、活性状態の水素を生成しようと試みたことがあったのです。結局、うまくいかず断念したのですが、当時のことを覚えている研究者がロシア側にいたため、話がすぐに通じました。

今回、ロシア側がSuisoniaに強い関心を示したのは、そういった知識を持っていたからでもあります。

いくつもの偶然が重なって、今、世界中がもっとも注目している新型コロナウイルス感染症（COVID-19）への改善作用がしっかりとした形で立証されたのです。

おわりに

「世の中に二ついいことはないが、二つ悪いこともない」

中学校の校長だった父は折に触れ、この言葉を口にしました。

未曾有のコロナ禍により、私たちは多くのものを奪われました。友人と会う機会、旅行の楽しみ、仕事における収入、そしてもちろん感染により亡くなった方の命や、後遺症に苦しむ人たちの健康――失われたものの中には取り戻せないものも多く、思い悩む人が少なくありません。

しかし、二つ悪いものがないのであれば、得たものもあるはずです。

2011年に発生し、多くの人の命を奪った大災害――東日本大震災では、寄り添うことの大切さが見直され、人々の絆が再確認されました。

コロナ禍において得られるものはなんでしょう?

いくつもの答えがあると思いますが、私がいちばんに考えつくのは「健康に関する意識の改革」です。新型コロナウイルス感染症（COVID-19）は残酷な病気ですが、健康な人、肉体年齢が若い人は重症化する例が少ない傾向にあります。感染しても無症状もしくは風邪のような症状が現れるだけです。

一方、健康に問題がある人にとっては恐ろしい病気です。呼吸困難に陥ったり、多臓器不全で命を落としたりするリスクが非常に大きな感染症なのです。

もちろん、健康な人がいきなり重篤な症状を発症することもあるので、一概には言えませんが、総じて見れば、健康であることの意味を再確認させられる病気であることは事実です。

日本は医療体制が非常に発達している国です。経済規模において上回るアメリカや中国に比べても、「質の高い医療を国民が等しく受けられる」という面においては、圧倒的に上回っています。

ただ、それゆえ私たちはこれまで「医者頼み」だった気がします。自らの責任で改善できるはずの未病を放置し、大きな病気になったら病院に駆け込んで「なんとかしてください」と医師を拝む人が少なくありません。

「それっておかしなことですよね」と、私が取材したある医師はそう言って笑いました。

私たちは自分たちの資産を失わないよう、自分の責任でさまざまな策を講じます。知識を集め、日頃から収入を増やす努力や節約に努めます。

本来、健康は人にとって、もっとも大切な資産です。ところが、その大切な資産の一つである健康については医者任せ——他人任せという人がとても多いのです。

今回のコロナ禍で、そんな健康に対する意識が少しずつ変わり始めている気がします。健康は自分で守るもの。

コロナ対策を機に、日頃からそのための知識を集め、食事・運動・睡眠などの基本的な生活スタイルを整えることが大切であると考える人が増えています。

本書で紹介したＡＦＨは不思議なはたらきをする物質です。まだまだ研究の途上ですが、大まかに言うと「より健康になろうとする心身のはたらきを強く後押しする物質」といえるかもしれません。

本書では新型コロナウイルス感染症（COVID-19）の後遺症に対する改善作用を解説しました。実際、ロシアで実証された改善作用は驚くべきものでしたが、水素についてはその他にもたくさんの改善作用が報告されています。

・喘息やＣＯＰＤ（慢性閉塞性肺疾患）の症状を軽減する作用

・腎臓透析患者が発症する慢性的な症状を軽減する作用
・がん治療に対する作用
・うつ等の精神疾患を改善する作用
・スポーツにおけるパフォーマンスアップの作用

こういったはたらきについて、各方面で研究が進んでおり、今後も多くの論文が発表されることは間違いないでしょう。

健康という唯一無二の財産を自身の責任で守りたい人にとって、ＡＦＨは非常に価値の高い物質です。

本書を読んで、興味を持たれた方はぜひ、ご自身の手でさまざまな情報を集めてみてください。

最後になりますが、本書の執筆にあたり、データや監修の労をご提供いただきましたみなさまに、心より感謝いたします。

ご協力、ありがとうございました。

医療ライター　谷垣吉彦

モスクワ医科大学 名誉教授
アレクサンダー・チュチャーリン氏インタビュー

本書を執筆するにあたり、筆者は呼吸器研究の世界的な権威であるチュチャーリン教授にお話を聞くことができました。以下はその要約です。
コロナ禍の中、直接お伺いすることができず、文書でのやり取りしかできなかったのはたいへん残念でしたが、誠実なお人柄がうかがえる答えをいただけました。

アレクサンダー・チュチャーリン教授　経歴

世界的な呼吸器の専門家。モスクワ医科大学の名誉教授として、80歳を超えてなお医学の最前線で活躍。ソビエト連邦医学アカデミーの副会長を務めたほか、２００６年にはロシアで初めてとなる両肺移植を成功させたことでも知られる。呼吸器の分野における活躍は国内外で高く評価されており、これまでにロシア政府が授与する国家賞を4度、世界的な医学賞であるゴールデン・ヒポクラテス国際賞をロシア人として初めて受賞。近年もＷＨＯにおいて専門家として関与するなど、呼吸器の分野では国際的にもっとも高く評価されている医師の一人。

主な実績として、ロシア初の両肺移植に成功したほか、呼吸器学研究所を開設、科学雑誌『Pulmonology』を創刊したほか、『Doctor, Russian Journal of Medicine』『Therapeutic Archives』『Journal of Environmental Medicine and Environmental Sciences』『Respiratory Care』など医学誌の編集委員として活動。WHOの倫理委員会において、ERS（欧州呼吸器学会）及びATS（米国胸部外科学会）のロシア代表を務めるなど医療界への貢献は大きい。

筆者：このたびは書籍の制作にご協力いただき、ありがとうございます。いただいたデータを紹介するにあたって、先生のお人柄やお考えを読者の方に伝えたいと思いますので、少し質問をさせていただけますでしょうか。

チュチャーリン先生はなぜ、医師を志したのですか？

チュチャーリン教授：私の子供時代はまさに第二次世界大戦が終わった直後でした。我々の社会では多くの人々が戦争の期間にケガを負ったり、慢性の重病疾患を患ったりしていました。私の母は看護師だったので、病気の人々を一生懸命に助けていました。その姿を見て育った私は、すでに中学生のころには自分は将来医師になると決めていました。

その決心のとおり医科大学に進学し、最初は医師として働きました。その後、助教授になり、教授になり、直近の20年間はロシア科学アカデミーの一員として働いています。

筆者：医師としてもっともやり甲斐を感じた出来事について、教えてください。

チュチャーリン教授：15年ほど前に経験した両肺移植の成功です。胸部外科医、麻酔科医、蘇生専門医、気管支医等を含む30人以上のドクターからなる混成チームをつくっての手術でした。患者は重度の肺気腫《はいきしゅ》に苦しむ産婦人科医で、ロシアで初めて実現した両肺移植は我々にとって偉大な成功でした。

筆者：医師として心がけていることを教えてください。

チュチャーリン教授：「ヒポクラテスの誓い」[5]、病気の人への献身です。

筆者：新型コロナウイルス感染症（COVID-19）は、どのような病気だと考えていますか?

チュチャーリン教授：この病気は非常に高い伝染力が特徴です。15〜20%の患者が重症となり蘇生（人工呼吸器）が必要となります。治癒後の慢性疲労も特徴といえます。慢性疲労を患っている患者は識別され、リハビリテーションのプログラムを受けられるようにすることが極めて重要です。

私は新型コロナウイルス感染症（COVID-19）に感染した患者のリハビリテーションプログラムにおいて、日本のパートナーとともに科学的な研究を継続したいと思います。

筆者：ワクチン接種が進められる中、新型コロナウイルス感染症（COVID-19）は今後どのようになると思いますか?

チュチャーリン教授：新型コロナウイルス感染症（COVID-19）のパンデミックはこれか

ら2～3年でさざ波のようになるでしょう。死者は確実に減ると思います。

筆者：Suisonia のどのような特徴があなたの興味を引いたのでしょうか？

チュチャーリン教授：ＡＦＨの吸入は毛細血管の血流を改善し、細静脈の血栓形成を防ぎます。水素吸入により、病気の根本的な原因にアプローチして血管内皮細胞の炎症を抑えられることは興味深い特徴です。

筆者：メーカーの研究所が行っている基礎研究の結果について、あなたはどのように評価しますか？

チュチャーリン教授：非常に興味深い印象を受けました。しかし、ＡＦＨについてはその反応性の高さを思うと、さまざまな可能性について、まだまだ議論の余地があると思います。

筆者：あなたが主導した臨床試験の結果についてのお考えを聞かせてください。

チュチャーリン教授：日本と共同で実施したコロナに感染した医療従事者のリハビリテーションの臨床試験において、ＡＦＨ吸入の効果があることが高いレベルで証明されたと考えています。

筆者：新型コロナウイルス感染症（COVID-19）後遺症に苦しむ人に対して、アドバイスをお願いします。

チュチャーリン教授：新型コロナウイルス感染症（COVID-19）患者にはできるだけ早くＡＦＨを吸入させるべき、というのが私のアドバイスです。

今回は、さまざまな神経系の問題を含む慢性疲労、うつ、睡眠障害等の後遺症を改善するために、リハビリテーション期間において水素吸入の臨床試験を実施しましたが、可能であれば、ウイルスが血流にのって体内に拡散する段階から、吸入を開始するのがよいでしょう。

筆者：間質性肺炎のような呼吸器管の後遺症に対するＡＦＨの効果についてどのように評価、あるいは予測をしていますか？

チュチャーリン教授：我々の共同研究において、ＡＦＨ吸入は低酸素血症、肺シャントの減少、乳酸濃度の低下に効果のあることが示されています。また、運動と関連した呼吸困難を減少させることも臨床で明らかとなっています。

筆者：がんについて水素吸入器をどのように評価、あるいは予測しますか？

チュチャーリン教授：我々は、肺がんの患者に対して個別の観察をしました。患者の呼吸の息切れに関してポジティブな作用があることを確認しました。しかしながら、がん患者に対してＡＦＨが効果があるかを判断するためにはさらなる特別な研究が必要です。水素吸入は肺がん患者に対して、他のセラピーとのコンビネーションとしての改善作用があると推測できます。

筆者：医療の専門家は将来、どのようにAFHを使うべきか意見を聞かせてください。

チュチャーリン教授：重要な質問です。医療従事者に対してAFHの教育コースをつくることが必要です。そして、実用的な医学として積極的に改善する必要があります。

具体的には、呼吸器学、神経学、集中治療、リハビリテーション、小児科、そして他の多くの医学分野、宇宙医学も含めて、さまざまな分野での利用について、研究と教育を進めるべきです。

筆者：貴重なお話をいただき、ありがとうございました。

---

5 **ヒポクラテスの誓い**：それまでの呪術的な医療から科学的根拠に基づく医療への転換に貢献した医師の名前にちなんだ、医療従事者としての誓いのこと。医師の倫理・任務などについて、ギリシア神に宣誓する。現代では、医療倫理の根幹を成す患者の生命・健康保護の思想、患者のプライバシー保護のほか、専門家としての尊厳の保持などについても謳われている。

寄稿――琉球大学病院　茨木邦夫 名誉教授

私は、62歳の時に肺気腫を患いました。２０１２年4月から右胸部痛が続き、息切れもひどいので入院精査してもらったら、冠《かん》動脈の左回旋《かいせん》動脈に著しい狭窄《きょうさく》が見つかったため、ステント療法を受けました。

２０１３年3月に食道がんが見つかり、4~5月の2カ月間、陽子線治療を受けました。同年8月末、右膝の人工関節の手術を受けましたが化膿し、人工膝関節の切除と大量の抗生物質の投与で腎不全になり、さらに入院中に左内頸《けい》動脈狭窄による左脳梗塞を発症し、左内頸動脈にステント療法を受けました。

当時、私は沖縄と新潟を行き来する生活をしており、沖縄のアパートから琉球大学病院までの５００メートルを歩くのに息切れがひどく、途中３回休む状態で、階段の昇降も大変苦労していました。

２０１９年5月に胸部痛と息切れがひどくなり心臓内科入院精査したところ、２０１２年にステント療法を行った部位に異常はないが、左対角枝の99％狭窄がありバルーン拡張術を受けました。

術前にはＢＮＰ[6]が３０９だったのが術後には２９０まで下がったが、秋には再び３７８に上昇し悩んでいたころ、高気圧治療部の前原先生にSuisoniaの吸入をすすめられました。ＡＦＨという水を用いた治療法など全く聞いたこともなく、正直なところ、あまり期待していませんでした。実際、吸入している時には変化を感じなかったのですが、１時間の吸入を終えてアパートに帰る際に、５００メートルの道のりを全く休まずに帰ることができました。これには驚いて、すぐ前原先生に電話してそのことを伝え、「この気体は、いったいなんだ？　吸入してからぜんぜん違う」と話したのを覚えています。

その後は、沖縄滞在中は高気圧治療部でSuisoniaの吸入を必ず行いました。

SuisoniaでＡＦＨの吸入を行ってからＢＮＰが３７８だったのが徐々に下がり、２２６まで改善しましたが、２０２０年１月自宅内で転倒し左大腿骨頸部骨折で入院、骨接合術を受けました。入院中は吸入を行えずＢＮＰは３５５に上昇、退院後、毎日１時間かけて深呼吸でＡＦＨを吸入した結果、ＢＮＰが２１７、１３６、１８０、２１９、１６５、84・7、83・4と明らかな改善がみられました。使用する以前はＢＮＰが３５０前後で推移しており、１００以下になったことは一度もありませんでした。明らかにＡＦＨの吸入によるものとしか思えません。

２０２１年１月に再び自宅で転倒して右大腿骨頸部骨折を受傷し、人工骨頭置換術を受けました。入院中はＡＦＨを吸入できなかったためＢＮＰが再び上昇。２０３、２５９となりました。退院後、再度まじめに１日１時間ずつＡＦＨの吸入を行うようにしたところ、徐々にＢＮＰが下降傾向になり、今月（８月）の検査では１９９になりました。

再び１００以下になるように頑張っていますが、年齢も年齢で今年11月には89歳になります。第２回目の骨折後、下肢筋力が元に戻らず家庭菜園が行える程度で、沖縄の先生方とゴルフをする約束は果たせないと思われます。

親交がある新潟の循環器内科、腎臓内科の先生に、「ＢＮＰが１００以下になったのはＡＦＨの吸入によるもの」と私が言っても信じてもらうことができないのが残念です。

6　BNP：心不全のマーカー（正常値は18・4pg／ml以下）。

《監修者》
九州保健福祉大学 副学長
生命医科学部 教授
池脇信直

本書の内容は、2021年11月末時点の情報を基に作成しています。
今後予告なく変更になる場合があります。

装　幀　オオエデザイン
編集協力　株式会社百年書籍
図　表　桜井勝志

《著者略歴》
谷垣吉彦（たにがき・よしひこ）
医療ライター。医療や介護などに関する書籍制作を手がけるフリーライター。医師や医療スタッフへの取材に加え、精神科の閉鎖病棟や終末期のがん患者を治療する治療院など、通常は取材が難しい現場での取材経験も多い。著書に『100歳まで健康に生きるための水素 多くの病気を予防し治療に導く異次元の水素があった！』（ごま書房新社）がある。

なぜ新型コロナの後遺症は「活性状態の水素」で改善するのか

2021年12月31日　第1版第1刷発行

著　者　　谷垣吉彦
発　行　　株式会社ＰＨＰエディターズ・グループ
〒135-0061　東京都江東区豊洲5-6-52
☎03-6204-2931
http://www.peg.co.jp/
印　刷
製　本　　シナノ印刷株式会社

ISBN978-4-909417-91-6